U0383078

糖尿病
科学调养宜与忌

TANGNIAOBING

KEXUETIAOYANG YIYUJI

主　编　雷正权

编　者　高　桃　李文瑶　王晶晶
　　　　张晶晶　黄伟智　郑佩峰
　　　　李伟伟　辛　婕　陶晓雯

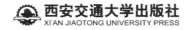
西安交通大学出版社
XI'AN JIAOTONG UNIVERSITY PRESS

图书在版编目（CIP）数据

糖尿病科学调养宜与忌／雷正权主编．—西安：西安交通大学出版社,2016.5
ISBN 978-7-5605-8594-9

I.①糖… Ⅱ.①雷… Ⅲ.①糖尿病—防治 Ⅳ.①R587.1

中国版本图书馆 CIP 数据核字（2016）第 129320 号

书 名	糖尿病科学调养宜与忌	
主 编	雷正权	
责任编辑	问媛媛	

出版发行	西安交通大学出版社
	（西安市兴庆南路 10 号　邮政编码 710049）
网 址	http://www.xjtupress.com
电 话	（029）82668357　82667874（发行中心）
	（029）82668315（总编办）
传 真	（029）82668280
印 刷	西安明瑞印务有限公司

开 本	787mm×1092mm 1/32　印张 5.75　字数 101 千字
版次印次	2016 年 6 月第 1 版　　2016 年 6 月第 1 次印刷
书 号	ISBN 978-7-5605-8594-9/R·1244
定 价	15.00 元

读者购书、书店添货、如发现印装质量问题,请与本社发行中心联系、调换。
订购热线:（029）82665248　（029）82665249
投稿热线:（029）82668803　（029）82668804
读者信箱: med_xjup@163.com

版权所有　侵权必究

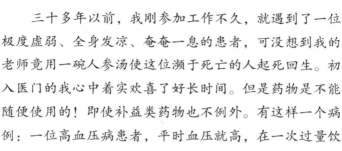

三十多年以前，我刚参加工作不久，就遇到了一位极度虚弱、全身发凉、奄奄一息的患者，可没想到我的老师竟用一碗人参汤使这位濒于死亡的人起死回生。初入医门的我心中着实欢喜了好长时间。但是药物是不能随便使用的！即使补益类药物也不例外。有这样一个病例：一位高血压病患者，平时血压就高，在一次过量饮用自制的人参酒后，不仅鼻出血不止，而且引发了脑出血。

药物可"治病"，也可"致病"。日常吃的食物也有同样的问题。如猪肝是一种很好的补益类食物，孕妇适量食用，有益健康，但如果过量食用，则有可能引起维生素 A 中毒，轻则影响妇婴健康，重则可致胎儿唇裂及器官缺陷。关于食物"治病""致病"的同类事例还有许多。可见，好的食物用在适宜的时候，对人的健康能起到意想不到的作用，而再好的东西用得不合时宜，也可能就是毒药！

随着时间的推移，我愈发感觉到编写一套适合不同人群与各种疾病宜忌小丛书的必要性。于是在工作之余，我留心观察，广泛收集资料，希望尽快把自己的所知与体会传播给热爱生活、急需恢复健康的人们。在此基础上，我对图书市场上相关的图书也做了系统调研，最终为这套丛书确定了四个准则：一是通俗，二是易懂，三是实用，四是价廉，使这套小丛书成为名副其实的"大众健康小百科"。套用前人的名言，就是"山不在高，有仙则灵，书不在深，有用则行"。丛书初稿完成后，又经相关专家进行审订，几经批删，终于可与广大读者见面，心中不禁颇感欣慰。

没有悉心呵护，哪来健康和幸福？没有宜忌的约束，哪里会有生命生机的重现？这套书综合特定人群及其家人对健康知识的基本需求，包括了常见疾病的饮食、起居、运动、娱乐、自疗、就医等各个方面的宜忌，以及不同人群在心理、日常生活方面的康复宜忌等，分别成册，自成一体。衷心期盼通过书中健康宜忌的讲述，能够引导广大读者遵循生命规律，提高生活质量，有疾者尽快恢复，无疾者健康快乐！

作　者

2016-4-30 于古城西安

目录

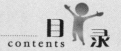

contents

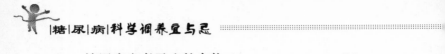

第三篇

糖尿病患者运动宜忌

第六篇

糖尿病患者自疗就医宜忌

本书收集的食物民间验方、药物使用方法，不能代替医生诊治。

第一篇

揭开糖尿病的面纱

血糖是什么

血液中的葡萄糖称为血糖，它在血液中的含量可用化学方法测定。正常人的血糖浓度无论在空腹或饭后，都需要保持相对稳定，不能出现过大的变化。科学家之所以对血糖这么关注，是因为糖是人体的主要供能物质。在糖、脂肪、蛋白质这三类可供选择的生命能源中，唯有糖经过人体消化吸收后，可以很容易地转变成血液中的葡萄糖（即血糖）。血糖总量的 2/3 供脑组织所用，它可以顺利地通过血脑屏障，成为脑组织在正常情况下几乎是唯一的能量来源。由于人的脑组织中几乎没有糖原的储备，所以它对血糖有特殊的依赖性与敏感性。脑组织对缺糖、缺氧最为敏感，血糖不足很容易出现疲劳，甚至昏迷。但血糖异常升高，会导致人体不能将葡萄糖充分利用及储存而引起多方面的病变。

糖尿病是一种什么病

糖尿病是一组以高血糖为特征的内分泌代谢性的疾病。这是由于胰腺中分泌的胰岛素相对或绝对不足，以及靶细胞对胰岛素敏感性的降低，而引起糖、蛋白质、脂肪及水、电解质代谢紊乱，由此导致全身神经、血管病变，引起心、脑、肾、神经及眼等组织器官的慢性进行性病变。但要指出，并不是所有的糖尿病患者尿中都能测出糖，尿中有糖也不一定即是糖尿病。在中医学上，一般将糖尿病划为"消渴"症范畴，意思是消瘦加上烦渴。中医又根据其部位表现不同，将糖尿病（消渴）划分为上消、中消与下消，即"多饮为上消，多食为中消，多尿为下消"。

特别提醒

　　李师傅在一次偶然的检查中发现尿糖阳性。他想尿中有糖当然就是糖尿病了。于是他开始严格控制自己的饮食，还自作主张服用优降糖、降糖舒等药物，饿得他全身无力，头昏眼花，有两次几乎晕倒。后经确诊，他并未患糖尿病。

　　医生后来告诉李师傅：导致尿糖阳性的原因很多，如某些内分泌或代谢紊乱、肾脏疾病等，但都为暂时性的尿糖。有的人进食之后，也可出现尿糖增高。此外，服用某些药物如退烧药、抗结核药、维生素C等也会导致尿糖假阳性。孕妇在妊娠期间亦可出现尿糖阳性，一般产后即可消失。因此仅根据一次尿糖检查的结果是不能诊断为糖尿病的，还应进行有关的糖尿病血糖方面的检测，才能确诊。

糖尿病已成健康的公敌

　　随着现代人生活和饮食习惯的改变，糖尿病的发病率迅速上升。据世界卫生组织最新统计，全世界有糖尿病患者 1.77 亿，平均每分钟就有 6 人因患糖尿病死亡，糖尿病造成的死亡已居人类各种死亡原因的第 5 位。按此趋势发展下去，到 2030 年，糖尿病患者人数将增加一倍多，达到 3.86 亿。所以，世界卫生组织已将糖尿病列为三大疑难病之一。在国内，糖尿病患者正在逐年增加。1980 年以前，我国的糖尿病发病率仅占总人口的 0.3%，现在据国内最新统计，我国的糖尿病发病率达到 4% 以上。在部分大城市，糖尿病越来越普遍，1 型、2 型糖尿病患者均接近 6%，平均每 10 人就有 1 人患病，65 岁以上的人则有超过两成人患病。

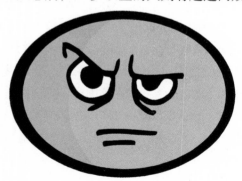

目前，我国糖尿病患者已逾9000万人。世界卫生组织预测，到2025年我国糖尿病患者将达5000万。由于糖尿病可发生于任何年龄，并且随着病程延长，并发症日趋增多，程度日趋加重，严重危害人们的健康和生命，具有发病率、致残率、致死率均高的特点。所以糖尿病已被公认为人类健康的公敌。

糖尿病的几大家族成员

根据世界卫生组织（ＷＨＯ）1999年的推荐，糖尿病基本分为四类，即：1型（胰岛素依赖型）、2型（非胰岛素依赖型）、其他型和妊娠糖尿病。1型和2型糖尿病的病因尚未完全阐明，我们称之为原发性糖尿病；其他特殊类型糖尿病多有其特殊的病因可查，如胰腺疾病造成的胰岛素合成障碍，或服用了能升高血糖的药物，或其他内分泌的原因引起胰岛素分泌不足等；妊娠糖尿病是妇女在妊娠期间出现的一类特有的糖尿病。

1型糖尿病

1型糖尿病又叫青年发病型糖尿病，这是因为它常常在35岁以前发病，占糖尿病患者的10%以下。1型糖尿病是依赖胰岛素治疗的，也就是说患者从发病开始就须使用胰岛素治疗，并且终身使用。原因在于1型糖尿病患者体内胰腺分泌胰岛素的细胞部分或全部被破坏，从而部分或完全失去分泌胰岛素的功能。在体内胰岛素相对或绝对缺乏的情况下，就会引起血糖水平持续升高，出现糖尿病。在1921年胰岛素被发现以前，人们没有较好的方法来降低糖尿病患者的血糖，患者大多在发病后不久便死于糖尿病的各种并发症。随着胰岛素的发现和应用于临床，1型糖尿病患者也可以享受与正常人一样的生活和寿命。1型糖尿病其主要特征是长期高血糖。随着病程延长，体内的糖、蛋白质及脂肪代谢紊乱可以引起眼、肾、神经、血管及心脏等组织器官慢性进行性病变，如得不到合理治疗，则最后导致双目失明、尿毒症、脑血管及心脏病变、下肢或足坏疽，甚至危及生命。

🌳 2型糖尿病

2型糖尿病是最常见的糖尿病类型，占糖尿病患者的90%以上。发病与遗传因素及环境因素（多食、肥胖、体力活动减少等）有关，而与自身免疫无关。2型糖尿病可发生于任何年龄，但多见于40岁以后的中、老年人。近年来，2型糖尿病在亚太地区20~30岁年龄段人群中已越来越多，并且在青春期前的儿童中也开始出现。2型糖尿病主要表现为胰岛素抵抗。所谓胰岛素抵抗是指胰岛素执行其正常生物作用的效应不足，从而出现组织，尤其是肌肉、脂肪组织对葡萄糖的利用障碍。早期，要依靠多分泌胰岛素以弥补其效应不足，但久而久之，会导致胰岛细胞逐步衰竭。2 型糖尿病患者多肥胖，因胰岛素抵抗，胰岛素敏感性下降，血中胰岛素增高以补偿其胰岛素抵抗，但相对患者的高血糖而言，胰岛素分泌仍相对不足。此类患者早期症状不明显，常在明确诊断之前就可发生大血管和微血管并发症。早期采用饮食治疗和口服降糖药多数可有效。另一部分患者以胰岛素分泌缺陷为主，临床上需要补充外源性胰岛素。如果治疗及时，在早期应用胰岛素，相当一部分患者损伤的细胞可得到修复；否则，高血糖作用可使细胞功能进一步损伤。

妊娠糖尿病

妊娠因素是妊娠糖尿病的常见病因之一。妊娠糖尿病是在妊娠期间才可能出现的糖尿病或糖耐量减低。近年来孕妇妊娠期患糖尿病的几率逐年提高，目前已达到 1%~3%。妊娠糖尿病的发病原因尚不完全清楚，一般认为女性妊娠期间雌激素增多，雌激素一方面可以诱发自身免疫，导致胰岛 B 细胞被破坏；另一方面，雌激素又有对抗胰岛素

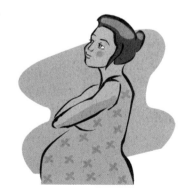

的作用。妊娠糖尿病除对孕妇本身的影响外，它可直接影响胎儿发育，甚至引起畸形。但妊娠糖尿病病情一般比较轻，大约85%的患者通过单纯饮食治疗就能使血糖达到理想范围而不会对胎儿的生长发育造成不良影响，母体亦不会出现低血糖、高血糖以及酮症。

原发性糖尿病的病因

原发性糖尿病的基本病因尚不完全清楚。一般认为有两个方面的原因：一是遗传因素，二是环境因素。遗传因素是糖尿病发病的内在因素，而环境因素则是患糖尿病的外在因素，外因是通过内因而起作用的。研究发现，有糖尿病基因的人比没有糖尿病基因的人容易患糖尿病，但没有环境因素的作用还不致于患糖尿病。引起1型糖尿病的主要环境因素可能是感染，如病毒感染，使胰岛细胞受到破坏。如胰岛细胞尚能修复，分泌胰岛素的功能可得到一定程度的恢复，从而使病情减轻；如果胰岛细胞恢复又受到自身免疫性的第二次破坏，这次损害可能是永久性的，从此不能再分泌胰岛素。同样，2型糖尿病也是遗传因素和环境因素长期共同作用的结果，其遗传倾向更明显、更复杂。导致2型糖尿病的环境因素，主要包括肥胖、体力活动过少，以及紧张、感染等诱发因素。具体来说原发性糖尿病发病与下列几种因素关系最为密切。

🌳 糖尿病与遗传有关

研究证明，糖尿病有明显的遗传倾向。如果父母中有一人患病，其子女的发病率比正常人高 3~4 倍，父母亲都是糖尿病患者，其子女约有 5％的几率会患糖尿病。所以说遗传因素是糖尿病患者不可忽视的因素之一。有糖尿病家族史的人要引起充分的注意，经常检查自己的血糖，以及时发现和治疗。糖尿病患者遗传给下一代的不是病的本身，而是易发生糖尿病的体质，即相关突变基因的遗传，临床称之为糖尿病易感性。资料统计，在我国糖尿病的遗传度为 44.4％~73.8％。其中 2 型糖尿病比 1 型糖尿病具有更强的遗传倾向。

🌳 糖尿病与感染有关

感染在糖尿病的发病诱因中占非常重要的位置，特别是病毒感染是 1 型糖尿病的主要诱发因素。动物研究发现，许多病毒感染可引起胰岛组织损伤，包括脑炎病毒、心肌炎病毒、柯萨奇 B4 病毒等。病毒感染可引起胰岛组织发生炎症，胰岛 B 细胞受损。糖尿病与感染是相互加重的，病毒感染后可使潜伏的糖尿病加重而成为显性糖尿病。

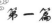

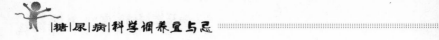

糖尿病与肥胖有关

肥胖是 2 型糖尿病的主要诱因之一。肥胖者体内脂肪细胞膜和肌肉细胞膜上胰岛素受体数目减少，对胰岛素的亲和能力降低；体细胞对胰岛素的敏感性下降，导致糖的利用障碍，使血糖升高而出现糖尿病。女性上身肥胖是女性患糖尿病的有力信号，女性腰围与臀围之比大于 0.7~0.85（不论体重多少），糖耐量试验异常者达 60%。有人认为，这种体型可作为诊断糖尿病的一项重要指标。

特别提醒

肥胖可分为两种类型，一种叫苹果型肥胖，体型像个苹果，肚子特别大，四肢则较细，也叫中心性肥胖。这种肥胖者的脂肪都堆积在腹部皮下、心脏、胰腺、肝脏和肾脏周围，对身体影响很大，容易得糖尿病、冠心病和高血压病。苹果型肥胖在男性较为常见，女性也有。另一种叫做梨型肥胖，脂肪主要堆积在臀部和大腿，这种肥胖对健康的影响稍微小一点。如果有苹果型肥胖，应注意减肥。

糖尿病与饮食有关

高脂血症是糖尿病的重要诱因之一，与饮食有密切的关系。如果为了一饱口福，经常大鱼大肉，摄入过多的动物脂肪，那么血液中的胆固醇、三酰甘油就会增高，从而破坏胰腺中的 B 细胞。长此以往，就会促使人体血糖升高，诱发糖尿病的发生。中医也认为，如果长期恣食肥甘，醇酒厚味，则会损伤脾胃，使脾胃之运化功能失职，日久则酿成内热炽盛而消谷耗津致津液不足，

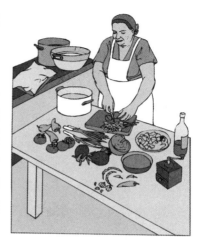

而患糖尿病，呈现咽干口渴无度，欲饮水而自救。

🌳 糖尿病与缺乏运动有关

据调查，体力劳动者糖尿病发病率明显低于脑力劳动者。营养学家推测这可能与脑力劳动者参与体力活动较少有关，也就是说缺乏运动可能是糖尿病的诱发原因之一。临床医学专家也指出，增加运动可以防止肥胖，增加靶细胞对胰岛素的敏感性，使更多血糖能被利用，而不出现糖尿病。相反，若体力运动减少，就容易导致肥胖，降低组织细胞对胰岛素的敏感性，使血糖利用受阻，从而导致糖尿病。

🌳 糖尿病与吸烟有关

国外科学研究发现，吸烟可导致 2 型糖尿病发病率增

高。有研究显示，与那些从不吸烟的人相比，每天吸 20 支或更多烟的人患糖尿病的相对危险系数较高；每天吸不到 20 支烟的人相对危险系数居中；有吸烟史但已戒烟的人，相对危险系数较低。研究者认为，吸烟可独立引起 2 型糖尿病，但该因素可予以纠正而被消除。因此，对于患有 2 型糖尿病且吸烟的高危人群应该劝其戒烟。这是由于烟草中的烟碱可刺激肾上腺髓质激素分泌，使血糖升高；吸烟可诱发小血管收缩，影响胰岛素的吸收和运转。严重糖尿病患者多合并动脉硬化和心脑血管疾病，吸烟还会诱发小血管痉挛而加重其病情。

糖尿病的典型临床症状

糖尿病的症状分为典型和不典型两类症状。典型临床表现有"三多一少"：即多饮、多食、多尿和体重减少，常见于病情较重的糖尿病患者，同时多有由并发症引起的病变，如糖尿病肾病、视网膜病变等。实际上大多数患者症状不典型，即表现为不典型症状，或根本没有任何症状，仅在健康体检中发现，临床上容易造成误诊或漏诊。因此，必须提高警惕。要发现糖尿病，仅查空腹血糖是不够的，还应作糖耐量实验。

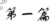

消　瘦

胰岛素主要作用在肝脏、肌肉及脂肪组织，控制着三大营养物质：糖、蛋白质和脂肪的代谢和贮存。当糖尿病患者体内胰岛素分泌相对或绝对不足时，大量葡萄糖不能被人体充分利用而从尿液中丢失。为了补充生命所需能量，机体只能动员脂肪、蛋白质进行糖异生，产生能量以满足各组织器官需要。由于不断地消耗脂肪、蛋白质，再加上多尿，体内大量水分及其他营养素丢失，患者体重逐渐下降，从而出现消瘦。

多　尿

排尿次数增加，尿量增多，是糖尿病典型症状之一，糖尿病患者每昼夜尿量可达 3000~4000 毫升，甚至可高达 10000 毫升以上，或伴随尿次增多而日尿 20 余次。那么，糖尿病患者为什么会出现多尿呢？这是因为当血糖不能被有效地利用而升高时，会从肾脏排出过多的糖，使在肾组织中的尿液渗透压增高，肾小管重吸收减少，由此带走大量的水分，形成多尿。多尿导致体内水分丢失，血液浓缩，黏稠度增高，刺激中枢神经系统出现口渴而多饮。从生理机制而言，这是一种保护性反应。

多　饮

典型糖尿病患者，经常感到口渴，饮水多。糖尿病患者之所以会出现多饮口渴，主要原因是由于多尿失水所致，而且饮水量与失水量大致相仿。所以将多饮作为糖尿病的典型表现之一。

多 食

糖尿病的典型症状之一是多食。多食表现为经常感到饥饿，食欲明显增加。糖尿病患者因不能充分利用葡萄糖，使机体处于半饥饿状态，遂产生饥饿贪食。一般一日需进餐 5~6 次。食量与尿糖成正比，但食量增加，又使

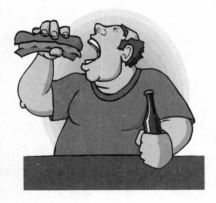

血糖上升更多，尿糖更多，形成恶性循环。若食欲突然下降，应警惕酮中毒或其他合并症的发生。

糖尿病的报警信号

在中国古代医学文献中，最早记载了糖尿病的症状及并发症；最早提出了饮食及肥胖与糖尿病的发病有着密切

关系；最早发现了糖尿病患者尿甜的现象。而现代研究发现，糖尿病的信号有许多种，如：不明原因反复出现皮肤疖肿；皮肤溃疡持久不愈；皮肤、外阴瘙痒；视力减退；下肢疼痛或皮肤感觉异常而找不到原因者，这些都可能是糖尿病的信号。具体来说，主要有以下几种。

🌳 糖尿病的眼部信号

（1）视力障碍　糖尿病导致植物神经损害，可影响瞳孔的舒缩功能。糖尿病患者的瞳孔较正常人小，在眼底检查时用扩瞳剂效果不佳。已患有青光眼等眼疾的人，应警惕发生糖尿病。

（2）白内障　糖尿病患者血液和眼内房水中的葡萄糖水平均升高，眼内糖代谢受到障碍，形成一种称为山梨醇的物质，积聚在晶体内，造成晶体纤维肿胀、混浊，形成白内障。

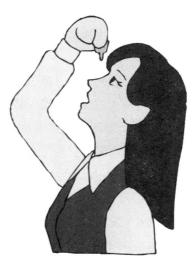

（3）近视　糖尿病患者体内大量的糖和盐随尿液排出，加上口渴多饮，血液渗透压降低，房水的渗透压也随之下降，使晶状体膨胀、变厚变凸，屈

光度增加，形成近视。

（4）眼底病变　糖尿病患者视神经损害或眼底血管病变，使视网膜组织缺氧而形成微血管瘤或视网膜静脉扩张、白斑、出血、动脉硬化，甚至发生视网膜剥离，造成视力下降。

糖尿病的皮肤信号

（1）皮肤瘙痒　相当多的糖尿病患者可发生局部或全身皮肤干燥脱屑，剧烈瘙痒。女性患者以阴部瘙痒多见。糖尿病引起的皮肤瘙痒，往往使人难以入睡，特别是女性阴部的瘙痒更为严重。

（2）红色面孔　有人调查过150例糖尿病患者，大多数人颜面色泽较红。在39例隐匿性糖尿病患者中，35例有不同程度的红色面孔。

（3）出汗异常　多汗或少汗，甚至有的患者经常会大汗淋漓。

（4）皮肤疱疹　酷似灼伤性水疱，壁菲薄，内含透明浆液，疱疹无红晕，好发于指、趾、手足的背部或底部边缘，单个或多个出现，数周内自愈，但可反复出现。

（5）颈部毛囊炎　后颈枕部出现脓头痱子样的炎症，有触痛，如不及时治疗，可发展为疖肿或蜂窝组织炎。脓液排出后可自愈，但常此起彼伏，反复发生。

（6）黄色瘤　四肢屈侧、臀、颈、膝等处皮肤常常可以见到成群突发的黄橙色小结节或小丘疹，周围绕以红晕，有瘙痒的感觉。

此外，足部坏疽也很常见。

特别提醒

刘师傅近来经常出现肋下胀痛、纳差、胸闷，而且近段时间天气不很热，刘师傅也经常有不明原因的大汗淋漓。当医生给他检查身时，发现腹部并无任何异常，但皮肤却偏湿。后来医生问刘师傅："您患过糖尿病吗？"刘师傅回答说："没有。"经进一步检查，发现刘师傅确实患了糖尿病。于是，医生告诉刘师傅说：如果皮肤出现不明原因的多汗现象，其中就有可能是糖尿病的报警信号，因为血糖代谢率增高是多汗原因之一。所以，当临床碰到皮肤多汗时，不要忘记查查尿糖、血糖和相关项目，力求及时发现糖尿病。

糖尿病的性欲信号

（1）阳痿　糖尿病可引起神经病变和血管病变，从而导致男性性功能障碍，以阳痿最多见。据统计，糖尿病患者发生阳痿者达60％以上，特别是中年肥胖有阳痿者，更值得高度怀疑是否已患上糖尿病。

（2）性冷淡　女性出现不明原因的性冷淡，往往是糖尿病的早期信号。目前认为糖尿病的血管病变累及阴道壁小血管网时，阴道壁中的感觉神经末梢敏感变性降低。因此，一般的刺激很难触发女性高潮反应，会影响患者的性生活质量。

🌳 糖尿病的其他信号

（1）尿路感染　糖尿病引起的尿路感染有两个特点：多起源于肾脏，而一般的尿路感染多起源于下尿道。尽管给予适宜的抗感染治疗，但急性肾盂肾炎的发热期仍比一般的尿路感染发热期长。

（2）胆道感染　糖尿病伴发胆囊炎的发病率甚高，可不伴有胆石症，胆囊有时会发生坏疽及穿孔。

（3）排尿困难　男性糖尿病患者出现排尿困难者约为21.7%。因此，中老年人若发生排尿困难，除前列腺增生症外，应考虑糖尿病的可能。

（4）腹泻与便秘　糖尿病可引起内脏神经病变，造成胃肠道的功能失调，从而出现顽固性的腹泻或便秘，其中腹泻使用抗生素治疗无效。

（5）脑梗死　糖尿病患者容易发生脑梗死。在脑梗死患者中，有10%~13%是由糖尿病引起的。因此，脑梗死患者应常规化验血糖。

（6）娩出巨婴　糖尿病女性患者血液中葡萄糖浓度增高，通过胎盘进入胎儿体内，刺激胎儿的胰岛功能，分泌出足够的胰岛素，使血液中的葡萄糖得以充分利用，加速了胎儿的生长发育。因此，娩出一个特胖娃娃（4千克以上）的女性，应做有关糖尿病的检查。

（7）周围神经炎　表现为手足麻木，伴有热感、虫爬感，行走时似乎自己走在棉垫上；有的则伴有强烈的疼痛。据统计，有以上症状者占初期糖尿病患的40%左右。

从以上情况可以看出，糖尿病的信号是多种多样的，如出现以上情况应及时到医院化验血糖。此外，有糖尿病家族史的人，年龄在50岁以上的人，患有高血压病、高脂血症、高尿酸血症以及肥胖症的人等，都是糖尿病高危人群，应高度重视，每年最好常规检查血糖（包括糖耐量实验）一次，以便及早发现，早期治疗，防患于未然。

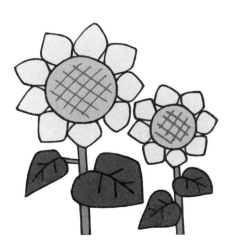

糖尿病能惹出的大麻烦

糖尿病的主要并发症已经成为糖尿病患者致残和死亡的主要原因。糖尿病引起的并发症主要分为两大类：一类是微血管病变，包括视网膜病、青光眼或白内障、肾病、神经病变等；另一类是大血管病变，主要导致动脉粥样硬化，使心脑肾及四肢的血液供应发生障碍而出现种种疾患。糖尿病视网膜病变已经成为工作年龄人群中导致失明的首要原因；糖尿病肾病是导致终末期肾病的首要原因；糖尿病将使心血管死亡率和脑卒中危险性增加2~4倍（糖尿病患者中，每死亡10人就有8人死于心血管相关疾病）；糖尿病造成的神经病变是导致非创伤性下肢截肢手术的首要原因。与非糖尿病患者相比，2型糖尿病患者比非糖尿病患者的死亡率高7倍。

糖尿病的关键在于预防

糖尿病目前还是一种终身性疾病，尚无法根治，但规范自己的生活，使生活方式科学化，是预防糖尿病最重要，也是最牢固的一条防线。世界卫生组织宣布，每个人的健康与寿命，15%取决于遗传因素，60%取决于自己的生活方式，10%取决于社会因素，7%取决于气候，8%取决于其他因素。

　　一个人健康的时候，精力充沛，全身充满活力，对糖尿病是怎么回事，懒得去理会，反正生命的尽头还远，自己是否会患糖尿病似乎还不必去考虑，但等到真正有了病的时候，才觉晚矣。其实，一个人一生能否患糖尿病，并非不能预计，可从自己现有的个体特征及生存环境里得知一二。健康是每个人一生中各种因素一点一滴的积累，而糖尿病也是各种不良因素一点一滴的积累，不良的生活习惯与环境，是各种糖尿病的诱发成因。如果一个人饮食不节、烟酒过度、懒惰、心理不健康，拥有多种不良生活方式，且处于不良的环境中，那么他就离糖尿病与早逝不远了。也就是说真正的健康掌握在自己手中，要从根本上避免糖尿病的威胁，应从一点一滴做起。如果你已经是一个糖尿病患者，也不必悲观，只要长期有效控制，是可以防止和延缓糖尿病合并症的发生或发展的。

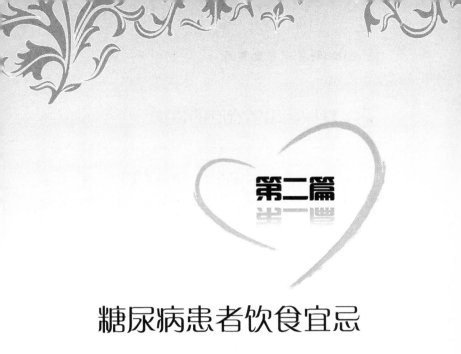

第二篇

糖尿病患者饮食宜忌

糖尿病患者宜吃的食物

在中医药理论中，"药"与"食"本是同源的，许多食物本身也是药物。正所谓是"大毒治病，十去其六；常毒治病，十去其七；小毒治病，十去其八；无毒治病，十去其九。"食物无毒，用以疗疾可达到理想的效果。需要说明的是食物能够在一定程度上控制血糖，但对于糖尿病患者来说，单纯使用食物治疗是不行的，治疗要以药物为主，食物为辅，将药物和食物结合起来，才能获得较为明显的疗效。另外，选择降糖食物时，一次没必要吃得过多，关键在于长期食用。

特别提醒

能够降低血糖的食物大多含有丰富的果胶，能增加胰岛素的分泌量，使血糖下降。黑芝麻、葱、洋葱、胡萝卜等食物，有助于改善因少吃淀粉食物而造成的乏力等症状，并能降低血糖，其中葱还能增强人体对蛋白质的利用。黄鳝能够改善血糖代谢，降低血糖。柚子含有胰岛素样物质，有类似胰岛素的作用，可以调节体内的血糖水平，达到降血糖的目的。南瓜、魔芋、菠菜根、苦瓜等也含有降血糖成分，其中南瓜、魔芋还有饱腹充饥作用。

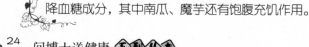

宜适量吃蘑菇

蘑菇富含微量元素硒，是良好的补硒食品。喝下蘑菇汤数小时后，血液中的硒含量和血红蛋白含量就会增加，血中谷胱甘肽过氧化酶的活性会显著增强，它能够防止过氧化物损害机体，降低因缺硒引起的血压升高和血黏度增加，调节甲状腺的机能，提高免疫力。蘑菇中含有多种抗病毒成分，这些成分对辅助治疗由病毒引起的疾病有很好的效果。蘑菇是一种较好的减肥美容食品。它所含的大量植物纤维，具有防止便秘、促进排毒、预防糖尿病及大肠癌、降低胆固醇含量的作用，

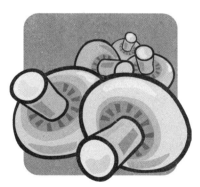

它又属于低热量食品，可以防止发胖。它对于糖尿病患者消化不良也有较为明显的治疗作用，这是因为蘑菇含有胰蛋白酶等多种酶类，能分解蛋白质和消化脂肪，适用于形体消瘦的糖尿病患者食用。

宜适量吃木耳

木耳分黑木耳和白木耳（银耳）。黑木耳多生于桑、榆、橡等树上；白木耳又称银耳，多生于栗树上。两者都是餐桌上的美味佳肴。现已有人工栽培，但药用多以野生的为好。

黑木耳和白木耳都含有脂肪、蛋白质、碳水化物、磷、硫、铁、钙、钾、钠等物质。在医疗作用上黑木耳具有滋肺益胃、和血养营以及治崩中漏下、痔疮出血、高血压、便秘、血管硬化之功效。白木耳则具有养阴生津、滋肺益脾胃之功效。现代医学发现，木耳是一种低热量、高营养的美味佳肴，其所含有的特异性酸性多糖体有修复胰岛 B 细胞和确切的降血糖功能，适宜于糖尿病患者适量食用。

宜常适量吃苦瓜

苦瓜虽具有特殊的苦味，但仍然受到大众的喜爱。苦瓜的苦味不轻易传给"别人"，如用苦瓜烧鱼，鱼块绝不沾苦味，所以苦瓜又有"君子菜"的雅称。

民间常将苦瓜用来作为治疗糖尿病的食物。中医认为苦瓜能清热解毒，除烦止渴，可用于糖尿病的防治。现代研究也证明苦瓜具有降低血糖作用，这是因为苦瓜中含有类似胰岛素的物质，它能促进糖分利用，使过剩的糖分转化为热量，苦瓜还能改善人体内的脂肪平衡，所以人们把苦瓜称为糖尿病患者理想的食疗食物。具体方法为：鲜苦瓜作菜食用或红烧苦瓜，每次 100 克；或鲜苦瓜 1 个，约 250 克，去瓤、切碎，水煎服。

宜常适量吃大蒜

大蒜是烹饪中不可缺少的调味品，南北风味的菜肴都离不开大蒜。大蒜既可调味，又能防病健身，常被人们称誉为"天然抗生素"。更为重要的是大蒜还是糖尿病患者应吃的食物之一，这是因为大蒜的降脂降糖作用明显。实验证明，大蒜提取物可明显降低高脂血症家兔的血脂及低密度脂蛋白，升高高密度脂蛋白，使主动脉脂质含量下降72%，粥样硬化斑块明显缩小。大蒜精油可有效对抗血脂升高，使血清及肝脏的胆固醇、三酰甘油维持于正常水平，其机制可能与降低血清酯化胆固醇有关。大蒜还可影响肝糖原合成，增加血浆胰岛素水平，对糖尿病患者具有颇为有益的治疗作用。

宜常适量吃南瓜

近年来研究表明，南瓜中含有丰富的果胶和微量元素钴，果胶可延缓肠道对糖和脂质吸收，微量元素钴是胰岛细胞合成胰岛素所必需的微量元素，因而常吃南瓜有助于防治糖尿病。实践也证实南瓜具有降低血糖、血脂作用。

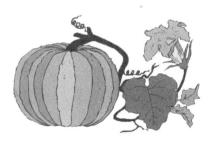

具体方法为：可将南瓜烘干研粉，每次可取 1~2 药匙（30~40 克）南瓜粉，放入适量温开水中调匀后服用，每日 3 次，连服 15 天，然后可根据血糖下降情况，再适当增减南瓜粉的服用量。

制作南瓜粉的主要步骤为：选择成熟的南瓜，洗净后去皮去籽，切成细丝；将南瓜丝放入清水中浸泡 1 小时后取出、晒干；把南瓜丝放入烘箱（60~80℃烘 8 小时），或用铁锅炒脆；将松脆的南瓜丝磨碎，贮存于密封容器内备用。

需要指出的是，南瓜虽然属于低糖食品，适于糖尿病患者食用，但这并不等于说可以长期大量食用。患者长期大量食用南瓜，因南瓜所含色素的排泄速度小于摄入速度，色素只能沉积于皮肤，会导致皮肤染黄。为此，专家提醒，糖尿病患者的膳食要讲究科学，南瓜的食用最好在医生的指导下进行，以免产生副作用。

宜适量吃洋葱

洋葱是日常生活中的一种主要蔬菜。洋葱营养价值很高，含有蛋白质、糖类、维生素 C、钙、铁、磷等多种营养成分。洋葱含有大蒜素等含硫化合物与硒等抗氧化物质，具有杀菌、增强免疫力、降血脂及促进胃蠕动的功效。多吃洋

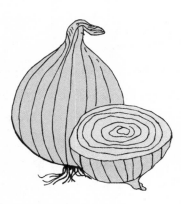

葱可以减少血液中胆固醇的含量，能有效的调节血压，舒张血管，减少血管的阻塞，维护心血管的健康。洋葱还是一种防癌抗癌的佳品，含有的"栎皮黄素"能阻止癌细胞

的生长，是目前所知的最有效的抗癌物质之一；其富含的膳食纤维，也能降低胃癌的发生概率。

古代中医早就认为洋葱具有降低血糖的作用。到了现代，医学也证明洋葱确实能够降血糖，而且不论生食或熟食，都同样有效果。原来洋葱里有一种能降血糖的化合物，类似常用的口服降血糖制剂甲磺丁胺，具有刺激胰岛素合成及释放的作用。具体方法为：洋葱 50~100 克，用水煎服，也可作菜食用；或用洋葱泡葡萄酒，每日 2 次，每次 25 毫升，可以辅助治疗糖尿病。

宜适量吃海带

现代药理研究证实，海带有预防白血病和胃癌的功能，可以降血压、降血脂，对动脉硬化有一定的治疗和预防作用。海带中含有丰富的纤维素，是肠道的"清道夫"，能够及时地清除肠道内废物和毒素，因此可以有效地防止直肠癌和便秘的发生。海带富含多种无机盐及胡萝卜素，是老年人的长寿菜。由于海带是藻类生物，主要成分是胶质蛋白和一些矿物质，含糖量很低，且其所含的糖绝大多数是低聚糖即多糖，几乎不含果糖、蔗糖，有降血糖的作用，因此营养学家主张糖尿病患者可以放心食用。中医也认为在日常饮食中常吃适量海带，对糖尿病患者的健康和延年益寿十分有益。

🌳 宜适量吃燕麦

生活中糖尿病患者须严格控制淀粉摄取量,但同时应保证其他营养成分的吸收。裸燕麦具有高营养、高热、低淀粉、低糖的特点,所以从客观上满足了糖尿病患者的饮食需求。食用同面粉、大米同样重量的燕麦制品,其摄取的淀粉为面粉的 43.3%,大米的 41.9%,而摄取的蛋白质中八种必需氨基酸(特别是赖氨酸)的含量相等甚至略高于两倍重量的面粉、大米。所以,食用裸燕麦制品,可达到少食而营养不减的功效,可大大减少糖尿病患者的淀粉摄取量,对糖尿病患者而言,是非常适宜的食品。

🌳 宜适量服蜂王浆

蜂王浆是工蜂上颚分泌的专供蜂王和蜂幼虫食用的乳白色或淡黄色的浆状物质。新鲜的蜂王浆呈酸性,pH 值

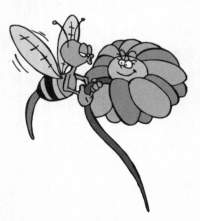

3.5~4.5,部分溶于水。研究表明,蜂王浆含有蛋白质、脂肪、维生素、矿物质、糖类等多种营养物质。蜂王浆与蜂蜜迥然不同,含糖量仅 14%。尤值得一提的是,它内含活性的不饱和脂肪酸和多肽类胰岛素,既可调节人体内分泌,

增强免疫力，又可降低血糖。从而主张使用蜂王浆与蜂胶配合对糖尿病进行治疗。

蜂王浆除对糖尿病有治疗作用外，还可调节机体的新陈代谢，提高机体对各种不良环境的抵御能力，有助于调节神经系统，使人体保持愉悦感，精力充沛，情绪处于最佳状态；并调整机体代谢，提供丰富的维生素，促进组织神经再生，对神经衰弱、失眠、健忘、忧郁等症有良好作用，并且能给皮肤以全面的营养护理，帮助改善肌肤功能。因此，正常人同样可以食用蜂王浆提高自身免疫力，达到强身健体的作用。

宜适量吃空心菜

空心菜的抗病、抗虫能力很强，生长过程中不需施喷农药，为近年备受推崇的"安全蔬菜"和"绿色食品"。研究证实，空心菜的叶子中除富含纤维素、维生素和矿物质外，还含有类胰岛素样成分，常食用有较明显的降糖作用，可以帮助2型糖尿病患者控制血糖。但吃空心菜的时候要注意，它属于性寒食物，具有润滑肠道的作用，因此体质虚弱、脾胃虚寒、腹泻的人不宜多食。

宜适量吃薏米仁

薏米有"中国禾本科作物之王"的美称。它富含蛋白质、维生素B、维生素E、钙、锌、铁、硒、食物纤维等成分。

薏米含碳水化合物低于大米，而蛋白质、维生素含量为大米的 3 倍，为"药食兼用"的保健食物，有抗癌和利尿降糖作用，尤其适用于以肥胖为主要症状的高血压病兼糖尿病者。这是因为薏米能增强肾功能，有利尿作用，经常食用对水肿、肥胖、脂肪肝、衰老等症有治疗效用。日本学者近年还发现：薏米水提取物可显著降低高血糖，日本市场上已有薏米降糖保健品出现。

宜适量吃黄鳝

黄鳝又叫鳝鱼，是人们经常食用的鱼类，其营养丰富，肉味鲜美，是淡水鱼中的佳品。鳝鱼和人参一样，具有很高的药用价值，民间有"夏吃一条鳝，冬吃一枝参"的说法。中医认为糖尿病患者吃黄鳝有良好疗效。食用方法以清炖为主，老年人可用黄鳝和瘦猪肉切成肉泥烹煮食用。具体方法为：鳝鱼 500 克，瘦肉 120 克，天花粉 15 克，淮山药 30 克，黄精 20 克，生地 15 克，加水共炖去药食鱼汤，对减轻"三多"症状有良好的作用。但是吃黄鳝必须注意：一是谨防中毒；二是死黄鳝不能吃；三是要弃去黄鳝头部；四是要洗净血和涎液。

宜适量吃魔芋

魔芋又称作麻芋、鬼芋。魔芋是许多人喜欢食用的食物，具有奇特的保健作用和医疗效果，被人们誉为"魔力食品"，有"不想胖，吃魔芋；要想瘦，吃魔芋；要想肠胃好，还是吃魔芋"的说法。魔芋的吃法较多，烧、焖、炒、蒸是常用的烹调方法。

魔芋之所以宜于糖尿病患者食用，是因为魔芋为低热量食物，且其中的成分葡萄甘露聚糖吸水膨胀，可增大至原体积的 30~100 倍，因而食后有饱腹感，是理想的减肥食品。另外魔芋能延缓葡萄糖的吸收，有效地降低餐后血糖，从而减轻胰腺的负担，使糖尿病患者的糖代谢处于良性循环，不会像某些降糖药物那样使血糖骤然下降而出现低血糖现象，因而魔芋精粉及其制品都是糖尿病患者的理想降糖食品。

宜适量吃萝卜

萝卜是人们菜篮里的一剂"良药"，民间把萝卜作为顺气消食的"保健食物"。老人常吃萝卜，可降低血脂，软化血管。由于萝卜熟吃有益胃降气之效，睡觉前吃些萝卜，可帮助消化，避免食滞，增进睡眠。常吃萝卜还可以稳定血压，预防冠心病、胆石症等疾病。萝卜能诱导人体自身产生干扰素，增

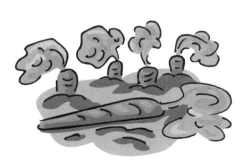

加机体免疫力，并能抑制癌细胞的生长，对防癌、抗癌有重要作用。萝卜中的芥子油和精纤维可促进胃肠蠕动，有助于体内废物的排出，所以萝卜是排毒养颜的佳品。对于糖尿病患者而言，由于萝卜所含热量较少，纤维素较多，吃后易产生饱胀感，这些都有益于糖尿病患者食用。具体方法为：萝卜300克，粳米60克，加水煮粥食用，每日2次。此方能辅助治疗糖尿病。

宜适量吃荞麦

荞麦有防治糖尿病的作用。长期以来，医学界一直想寻求一种适合糖尿病患者食疗又没有副作用的食品应用于临床，后来人们找到了荞麦这一理想的降糖食品。经临床观察，糖尿病患者食用荞麦后，血糖、尿糖都有不同程度的下降，很多轻型患者单纯食用苦荞麦即可控制病情。但须要指出的是，荞麦一次不可食用太多，否则易造成消化不良，故脾胃虚寒、消化功能不佳、经常腹泻的人不宜食用；据研究，荞麦还含有致敏物质，可以引起或加重过敏者的过敏反应，故体质敏感之人食之宜慎。

糖尿病患者忌吃的食物

糖尿病患者的食物选择是一门重要的学问，有的食物不仅能为糖尿病患者提供丰富的营养，而且还可以起到防治糖尿病的作用，但有的食物则正好相反，不科学的食用则会加重糖尿病患者的病情或起到诱发糖尿病的作用。也就是说，这些不宜于糖尿病患者食用的食物在日常饮食时是要加以慎重对待的。而这些知识的获得有赖于我们的不断学习，尤其是对于身患糖尿病的人，可以说忌吃以下食物是糖尿病患者的应循之道。

 忌过量饮酒

酒精能使血糖发生波动，当空腹大量饮酒时，可发生严重的低血糖，而且醉酒往往能掩盖低血糖的表现，因此如果发生低血糖，不容易被发现，非常危险。糖尿病患者饮酒应遵从以下建议：如果血糖控制尚不稳定，就不要喝酒；血糖控制良好时，可适量饮酒，但避免喝有甜味的酒；对于有饮酒爱好者，每周饮酒不要超过1次，每次饮酒限量为低度白酒2小杯或啤酒1杯；避免空腹饮酒；饮酒时要相应减少一些主食量；饮酒前后应监测血糖，了解饮酒对血糖的影响。从长远考虑，有饮酒嗜好的患者应逐渐戒掉饮酒习惯。

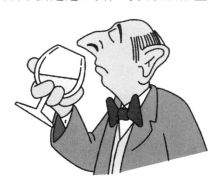

忌食红枣

中医认为大枣可以"补中益气、滋脾土、润心肺、调营卫、缓阴血、生津液、悦颜色、通九窍、助十二经，合百药"，亦认为"大枣性味甘温，似参而不滞，似术而不燥"，这是因为大枣药性平和，含有多种滋补强壮成分，对人体的新陈代谢和健康有重大作用，对血管疾病和一些过敏性疾病，也都有一定的疗效。但糖尿病患者不宜过量食用红枣，因为红枣糖分丰富，尤其是制成零食的红枣，不适合糖尿病患者食用，以免血糖增高，加重病情。如果过量食用还会有损消化功能，造成便秘等症。

忌食的水果

（1）梨　中医虽说梨能止消渴，但仅指热病、津伤、口渴及或酒后或暑热烦渴，并非是糖尿病的消渴。因为梨中含丰富的糖分，包括葡萄糖、果糖和蔗糖，所以患有糖尿病者忌食之。

（2）桃　中医认为"桃性温热，多食动脾助热，发疮疖"，对于糖尿病患者，尤其是伴有痈疖之人，尤当忌之。桃子中又含多量的糖分，包括葡萄糖、果糖、蔗糖及木糖等，其碳水化合物的含量达 7%。因此，糖尿病患者忌食之。

（3）橘子　中医虽然认为橘子能生津、润肺、止渴、润燥，但这种止消渴只是指热病口渴、炎热口渴或酒后烦渴，而不能适用于糖尿病消渴症。因为橘子中也含丰富的糖分，包括葡萄糖、果糖及蔗糖，多食易导致血糖升高，加重糖尿病病情，切忌不要过量食用。

（4）柿子　柿子中含糖量较高。据分析，每100克熟柿中含糖可达5~20克，包括葡萄糖、蔗糖、果糖等。所以，糖尿病者忌食之。柿饼中的含糖量也很高，同样不适于糖尿病者食用。

（5）荔枝　一方面荔枝性温热，极易助热上火，加重糖尿病患者内热病情；另一方面，荔枝中含多量的葡萄糖、果糖、蔗糖，其葡萄糖含量高达66％。因此，糖尿病者均应忌食之。

（6）香蕉　其果肉中含糖量为11％，香蕉干中90％以上为糖分。因此，糖尿病患者应忌食。

（7）樱桃　樱桃不仅含较多的糖，同时其性温热甘涩，易导致内热更甚。所以自古以来，中医指出：樱桃甘热温中，不宜多食，诸病皆忌。糖尿病者切勿多食之。

（8）葡萄　中医认为，多吃葡萄易生内热，故消渴之人当忌食之。由于葡萄中含有很多的糖分，而且主要是葡萄糖，易为人体直接吸收。尤其是葡萄干，仅含17％的水分，其含糖量相对更高。凡有糖尿病者，应谨慎食用。

（9）芒果　素有"热带果王"之称。其性凉，味甘酸，含糖量较丰富。每100克新鲜芒果中，可含11.4~12.4克的糖分。其果汁中主要含蔗糖、葡萄糖及果糖等。因此，糖尿病患者谨慎食用为妥。

（10）西瓜 虽有清热、除烦、止渴的作用，《饮膳正要》中亦说它主消渴，但这不包括糖尿病的多饮口渴症。因为西瓜中含丰富的糖分，包括葡萄糖、果糖、蔗糖。所以，糖尿病患者不宜多吃西瓜。

特别提醒

糖尿病患者能不能吃水果？这是患者和家属十分关心的问题。水果中含有较高的果糖与葡萄糖，而且易于消化和吸收，所以吃水果后会使血糖迅速升高，对患者不利。但也不能因此一概不让患者吃水果。

糖尿病患者科学食用水果的方法：一是要根据患者的血糖、尿糖的控制情况来掌握。如果吃的水果能造成血糖迅速升高，而高血糖持续时间超过2个小时，则应尽量少食或忌食。二是宜空腹吃水果，切忌餐后食用。一般上午9点左右，下午3点左右，晚上睡前9点左右为宜。最好选在加餐之前吃，也可直接作为加餐食品，既预防低血糖，又可保持血糖不发生大的波动。同时吃水果要算热量，限制总数。要把水果中的热量算在热量摄取的总数里，也可以与其他类别的食品等份交换。可根据病情选食或少食，不宜每餐都吃水果，应选择低糖水果，尽量不要吃高糖水果。

忌过量吃糯米

糯米又叫江米,是经常食用的粮食之一。因其香糯黏滑,常被用以制成风味小吃,深受大家喜爱。逢年过节很多地方都有吃年糕的习俗。正月十五的元宵也是由糯米粉制成的。糯米富含B族维生素,能温暖脾胃,补益中气,对脾胃虚寒、食欲不佳、腹胀腹泻有一定缓解作用。糯米有收涩作用,对尿频、自汗有较好的食疗效果。但糖尿病患者糯米不宜一次食用过多。一是因为糯米性黏滞,难于消化,老人不宜过量食用。二是糯米或年糕无论甜咸,其碳水化合物的含量都很高,在体内即可水解成葡萄糖,故当忌食之。

忌过量吃无花果

无花果因花小,藏于花托内,又名隐花果。无花果原产于地中海和西南亚,唐代前后传入我国,在我国各地均有栽培。花托可生食,味美,可制酒或作果干;根叶能消肿解毒;种子含油30%。无花果的果实十分鲜嫩,不易保存和运输,故多用以晒制果干。无花果有开胃、助消化、增加食欲的作用。无花果含糖量很丰富,据分析,其鲜果中的含糖量可达20%~28%,干果中则更高,约为60%~70%,而且多为葡萄糖和果糖,易为人体吸收利用。因此,患有糖尿病的人,切忌食之。

忌食甘蔗

甘蔗有糖蔗与果蔗两类。糖蔗用于榨糖，果蔗可供人直接鲜食。果蔗中又有黑皮蔗、青皮蔗两个品种。黑皮蔗蔗皮呈紫黑色，蔗肉洁白汁多，甘甜适度，松爽可口，食后口感舒适。青皮蔗蔗皮青绿，比糖蔗粗大，其杆形颀长，头尾一致，节疏皮薄，蔗肉鲜嫩松脆，甘甜而有水果香。食用甘蔗可消烦清神，食后口无酸臭，颇受人们欢迎。甘蔗亦有清热、生津、润燥、消痰、止咳等功效。但甘蔗不适于糖尿病患者过量食用，因甘蔗含有大量的糖分，约占12%，主要是由蔗糖、葡萄糖和果糖三种成分构成，这对糖尿病患者的病情是极为不利的，理当忌食之。

忌食蜂蜜

中医将蜂蜜列为保健的上品。李时珍说："蜂蜜入药之功有五：清热也，补中也，解毒也，润燥也，止痛也。

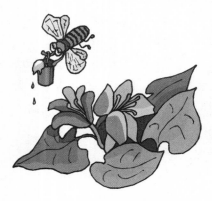

生则性凉，故能清热，熟则性温，故能补中；甘而和平，故能解毒；柔而濡泽，故能润燥；缓可以去急，故能止心腹肌肉疮疡之痛；和可以致中，故能调和百药而与甘草同功。"

蜂蜜是一种天然食

品，味道甜美，对于中、老年人是不可多得的保健品。它所含的糖80%是葡萄糖和果糖，不需要经分解就可以被人体吸收，对妇、幼特别是老人具有良好的保健作用，因而被称为"老人的牛奶"。但正是由于蜂蜜的这种特性，不适合糖尿病患者食用。

 忌补人参

中医认为：人参性温热，味甘苦，为一种温补强壮食品，有助热、上火、动血之弊。凡属阴虚火旺之病，皆当忌食。糖尿病多属阴虚内热，干渴多饮，切不可多吃人参之剂。现代研究也证实，糖尿病患者服食人参，有的只能改善糖尿病患者的一般症状，但不能降低高血糖的程度。

忌吃桂圆

桂圆亦称龙眼，李时珍说："食品以荔枝为贵，而滋益则龙眼为良。"桂圆产地在广西、福建、广东、台湾、四川等地。营养成分之高使一般水果望尘莫及，药理研究证实，桂圆含葡萄糖、蔗糖和维生素A、维生素B等多种营养素，亦含有较多的蛋白质、脂肪和多种矿物质，这些物质对人体都是十分必需的。但对于糖尿病患者而言，一方面由于桂圆肉性温热，易助热上火，加重糖尿病患者的阴虚火旺病情；另一方面它又含丰富的糖，尤其是葡萄糖，含量高达25%。所以，不主张糖尿病患者食用桂圆。

🌳 糖尿病患者忌过量吃罗汉果

罗汉果又名汉果、罗晃子等，产于我国广西，是一种具有特殊甜味的甜果，同时也是一种具有止咳定喘、解热抗痨作用的稀有水果。果实营养价值很高，是一种极好的清凉饮料，既可提神生津，又可预防呼吸道感染，常年服用，能延年益寿。罗汉果汁还可用于烹调，清香可口，被人们誉为"神仙果"。但是，罗汉果含有较丰富的果糖，糖尿病患者食用后可导致体内的血糖升高，加重病情。所以，糖尿病患者忌过量食用罗汉果。

🌳 糖尿病患者忌吃月饼

每年中秋过后，会有许多糖尿病患者血糖骤然升高去住院。而这些人大多是不能控制自己，中秋节吃月饼所致。月饼的主要成分是面粉、白糖、油脂和配料。为了让外皮酥软可口，需要在面粉中加入不少油脂，还有一些月饼使用了猪油、黄油和人造黄油，带来了大量的饱和脂肪酸。同时配料中还包括高淀粉的莲蓉馅、高糖的枣泥馅和水果馅、高淀粉高糖的豆沙馅、高脂肪高胆固醇的蛋黄等。每 100 克月饼产生的热量在 300~600 千卡之间，其中以松软酥甜著称的广式月饼最

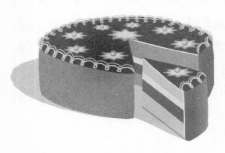

高，京式月饼最低。一个中等大小的月饼所含热量超过两碗米饭，脂肪量可相当于6杯全脂牛奶。因此无论何种口味的月饼，几乎都是高热量、高糖和高脂肪食品，均不宜吃，否则会导致糖尿病患者血糖失控。

糖尿病患者饮食安排宜忌

糖尿病患者的膳食安排是糖尿病治疗过程中一项重要的内容，为必须掌握的基本知识。因为患者大都是自家安排饮食起居，只有在出现严重并发症时才住进医院里。在糖尿病饮食治疗初期，合理安排饮食对患者及其家属都是一项重要的任务。在想多吃而不能多吃，爱吃又不能吃的矛盾中，一定要认识糖尿病的发生、发展、预后和饮食治疗的关系，坚定信心，坚持饮食治疗，并与药物治疗、体育活动有机结合起来。糖尿病患者若能遵从以下饮食要求，并持之以恒，对控制病情、防治合并症定有成效。

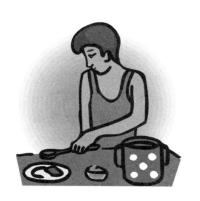

宜合理搭配主食品种

糖尿病患者的主食应当定量，主食品种以各种粗杂粮为主，尽量少吃精米细面。这是因为大米、精白面粉主要含淀粉，人吃进以后，会被转化成单糖，进入血液被送往全身成为人体机器的能源。当人的胰脏分泌胰岛素相对或绝对不足时，血液中的糖就不能都有效为组织所利用，这就导致了糖尿病（血中的糖由尿排出体外）。所以，糖尿病患者应避免常吃精米、精面。

糖尿病患者主食应经常以多种食物搭配为佳。如二合面（玉米面与豆面，或荞麦面与豆面）、三合面（玉米面、豆面、标准面粉）、平衡面（荞麦面、全麦粉、玉米面、豆面）等。另外糖尿病患者要在主食定量范围内尽可能多吃些杂粮（如荞麦、燕麦、玉米）及豆类，蔬菜以绿叶菜为好，如油菜、小白菜、韭菜、菠菜、芹菜等。这些食物中既含有丰富的维生素和矿物质，又含有较多的膳食纤维，能有效地防止血糖吸收过快，还有降低胆固醇、预防动脉硬化及防治便秘的作用。

宜严格控制主食量

在一般情况下，活动量少的糖尿病患者每天吃主食（米、面、玉米、小米、荞麦等）250~300 克；轻体力劳动者每天 350~400 克；重体力劳动者每天 450~550 克。如果食用含碳水化合物高的食物如红薯、土豆、山药、莲菜、粉条、粉皮等，应相应减少主食量。待血糖下降和尿糖减少到正常水平后，也可适当增加主食25~50克。主食要轮换食用或混合食用，以提高营养价值。患者要通过自测饮食前、后的血糖及尿糖值，注意总结进餐与血糖、尿糖之间的变化规律，做到病情稳定、主食品种和量基本固定。若病情波动，及时调整。要灵活掌握，具体应用，以适应机体的需要。

忌长期饥饿

糖尿病患者需要控制饮食，但绝不是意味着要尽量少吃，因为长期饥饿，热量不足可导致机体自身消耗，不仅会出现消瘦、抵抗力减弱，而且可加重糖尿病。因此，糖尿病患者要遵照医嘱，合理安排每日蛋白质、脂肪及碳水化合物的比例，保证每日总热量，制订出自己较理想的食谱。这些安排应与药物、体育运动疗法有机结合起来。

宜限制食盐用量

糖尿病患者的饮食也应减少盐分的摄取，因高盐饮食是高血压病的重要致病因素，而高血压病又会增加脑卒中和心血管疾病的发病概率。因而控制盐的摄取是糖尿病患者不可掉以轻心的。要减少摄取盐分，煮菜时应少用

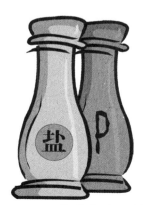

盐，以及蚝油、酱油、辣椒、番茄酱等调味品。同时，尽量食用新鲜食物，避免吃罐头鱼、罐头汤、罐头肉类等罐头食品，以及咸菜、咸鱼、咸蛋等腌渍食物。

食用蔬菜宜水煮

科学食用蔬菜对糖尿病患者保持健康具有重要的作用。一项研究成果表明，有的蔬菜及高纤维谷物可以明显降低糖尿病患者血糖水平，甚至可以使糖尿病患者少吃药或不吃药。这些蔬菜包括含糖量低的小白菜、大白菜、油菜、空心菜、莴笋、白萝卜等蔬菜。另外，合理的蔬菜加工方法对糖尿病患者也非常重要。糖尿病患者食用蔬菜以水煮为宜。

糖尿病患者宜吃的降糖粥

药粥降糖方法简单易学，不需要掌握高深的理论，也不需要多少条件。药粥疗法集医学理论、民间医疗于一体，只要运用得当，可收到明显的防病治病作用。药粥疗法强调对糖尿病患者进行整体调理，可发挥单纯药物所不及的独特疗效，更为重要的是药粥疗法能将平时治疗寓于美食之中，长期坚持能达到其他疗法所不及的治疗效果；对于无病之人还可以起到强身健体的作用，且无副反应。如能长期坚持食用，大有裨益。

枸杞粳米粥

【配料】枸杞子15克，粳米100克。

【制法】（1）将枸杞子洗净，粳米淘洗干净，同放入锅内，加水适量；

（2）将锅置大火上烧沸，用小火熬煮成粥即成。

【用法】每日早晚温服，可长期食用。

【功效】滋补肝肾，生津止渴。用于糖尿病肝肾不足者，症见口舌干燥、头晕目眩、久视昏暗等。

【配料】生黄芪10克，粳米100克。

【制法】（1）将生黄芪切成薄片，放入锅内，加水适量，煎熬取汁；

（2）粳米淘洗干净，连同黄芪汁一起放入锅内，加水适量，置大火上烧沸，再用小火熬成粥即成。

黄芪粥

【用法】每日1剂，分早晚服用。

【功效】补益元气，健脾养胃。用于糖尿病气虚者，症见神疲乏力、心慌气短、体虚自汗、慢性腹泻。

白扁豆粥

【配料】白扁豆50克，粳米100克。

【制法】（1）将白扁豆洗净，放入锅内，粳米淘洗干净，待用；

（2）在放有白扁豆的锅内加水适量，先用大火烧沸，再用小火熬煮；

（3）煮至五成熟时，加入粳米，继续用小火煮至米开花汤稠即成。

【用法】每日2次，分早晚服用。

【功效】健脾养胃，清热止泻。用于糖尿病脾胃虚弱者，症见腔腹胀满、食少呕逆、慢性久泻。

葛根粉粥

【配料】葛根15克，粳米100克。

【制法】（1）将葛根洗净切成薄片，加水磨成浆，取浆水（淀粉）晒干，备用；

（2）将粳米淘洗干净，放入不锈钢锅内，加水适量，用大火烧沸，再用小火熬煮至半熟，加入葛根粉，继续煮熟即成。

【用法】一日分顿服。

【功效】清热生津。用于糖尿病阴亏津伤者，症见心烦口渴，头晕目赤。

【原料】鲜菠菜根 250 克，鸡内金 10 克，粳米 100 克。

【制法】（1）将菠菜根洗净、切碎与鸡内金一起放入锅内，加水约 500 毫升，煎煮 30 分钟；（2）将粳米淘洗干净放入锅内，适当加水，煮烂成粥并将上述煮熟的食物加入拌好，即可食用。

【用法】一日分 2 次服。

【功效】通利脏腑，止渴润肠。用于糖尿病脏腑失调者，症见口干舌燥、渴不思饮、脘腹胀满，尿赤便秘。

特别提醒

菠菜又叫菠棱、菠棱菜、角菜，被人誉为清热通便的常青菜。按照中医的养生原则，春季通肝，春季补五脏应以养肝为先。而众多蔬菜之中，最适宜养肝的就是菠菜。中医认为菠菜性甘凉，能养血、止血、敛阴、润燥，长于清理人体肠胃的热毒。现代医学研究还证实，菠菜可刺激胰腺分泌，助消化又能润肠，慢性胰腺炎、便秘、肛裂、痔疮出血者可常食多食，且菠菜根对糖尿病有治疗作用。

地骨皮粥

【配料】地骨皮 10 克，桑白皮 10 克，麦冬 15 克，面粉 100 克。

【制法】先煎 3 味药，去渣，取汁，与面粉共煮为稀粥。

【用法】早晚食用或渴即食之，不拘时。

【功效】清肺，生津，止渴。适用于消渴（糖尿病）、多饮、身体消瘦者。

山药猪肚粥

【配料】猪肚 150 克，山药 50 克，葱、姜适量。

【制法】将猪肚煮熟，再入山药同炖至烂，稍加盐调味。

【用法】空腹食用，每日 1 次。

【功效】滋养肺肾。适用于糖尿病消渴多尿者。

【配料】雄猪肚 1 具，粳米 100 克，豆豉、葱、椒、姜各适量。

【制法】先将猪肚洗净，煮取浓汤，去肚，入粳米煮作粥，再下豆豉、葱、椒、姜等调料。

【用法】早晚食用。

【功效】补中气，健脾胃。可防治糖尿病。

【配料】新鲜萝卜约 250 克，粳米 100 克。

【制法】将新鲜萝卜洗净切碎，同粳米煮粥。或用鲜萝卜捣汁和米同煮粥。

【用法】早晚餐温热食用。

【功效】化痰止咳，消食利膈，止消渴。适用于老年性糖尿病以及老年慢性气管炎。

【禁忌】忌同时服用首乌、地黄等中药；脾胃虚寒者不宜服。

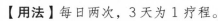

天花粉粥

【配料】天花粉15克，粳米100克。

【制法】天花粉与粳米同煮粥。

【用法】每日两次，3天为1疗程。

【功效】可防治糖尿病及热病伤津、口渴多饮。

糖尿病患者宜喝的降糖汤

　　汤羹保健是中国饮食文化与中医药文化相结合的产物，厨师调五味，医生亦调五味，既有共性又有不同之处，对食疗的把握即是将两者巧妙地结合在一起。无论是从历史源流、方药构成、制作过程、科学分析各个方面来看，汤羹保健都是饮食与医药的精华所在。但需要说明的是，作为糖尿病患者的保健汤羹，首先应满足食物应该具有的色、香、味、形等基本要求；而从作为药的方面来说，则应尽量发挥食物本身的功效，合理搭配，辨证用膳。即使需要加入药物，药物的性味也要求尽量甘、淡、平和、无异味，不能因用药就丢了膳。

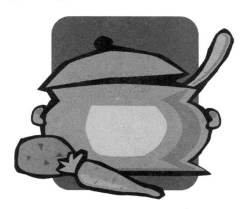

百合芦笋汤

【原料】百合50克，罐装芦笋25克，精盐、味精、料酒、鲜汤各适量。

【制法】（1）将百合入温水中浸泡，发好后洗净；

（2）净锅中放入鲜汤，把发好的百合放入锅内加热煮沸一段时间，捞出百合，在汤中加入料酒、精盐、味精，把调好味的汤盛入装芦笋的碗内即成。

【用法】佐餐食用。

【功效】补益肝肾。适宜于糖尿病患者饮用。

特别提醒

百合是常用的保健食品和中药，因其鳞茎瓣片紧抱，"数十片相摞"，状如白莲药，故名"百合"。百合分为细叶百合、麝香百合。人们常将百合看作团结友好、和睦相处的象征。民间每逢喜庆节日，有互赠百合的习俗，或将百合做成糕点之类食品，款待客人。百合为药食兼优的滋补佳品，四季皆可食用，但更宜于秋季。

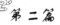

葱姜豆腐粥

【配料】嫩豆腐块2块，植物油15克，葱3棵，姜3片，精盐3克，味精2克。

【制法】将豆腐洗净，切成片，放入油锅内煎至微黄捞出。葱洗净，用热水泡软，逐棵绕成葱结。将汤锅置火上，放油烧热，下入精盐爆炒姜片。加入清水、豆腐片煮一会儿，再放入葱、味精。待汤开后，盛入汤碗内即成。

【用法】佐膳食用，每日2次，每次1小碗。

【功效】补气养血。用于糖尿病气血亏虚者，症见神疲乏力、口舌干燥、心烦失眠、消瘦出汗。

鲜味螺汤

【配料】螺蛳450克，鸡汤500克，精盐2克，料酒3克，味精1克，葱15克，姜3克，紫苏、薄荷叶各少许。

【制法】将螺蛳洗净，用刀将其尾部敲破。紫苏、薄荷叶洗净备用。姜拍破，与葱、料酒投入锅内炒片刻，再将螺蛳和紫苏、薄荷叶、精盐、味精、鸡汤一同煮熟。上桌时去紫苏、薄荷叶、姜葱即可。

【用法】佐餐食用。

【功效】补益肝肾。适宜于糖尿病患者饮用。

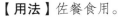

赤小豆鲤鱼粥

【配料】大鲤鱼1条(约500克),赤小豆30克,陈皮10克,草果2个,小椒10克,食盐3克,姜2克。

【制法】先将鱼宰杀,去鳞,去鳃及内脏,洗净下入锅中,加水煎煮,煮沸后入药物和调料,煮熟即成。

【用法】佐餐食用。空腹食肉喝汤作为辅助食疗。

【功效】利水止渴。主治消渴、水肿、黄疸、脚气等病。

【配料】海蜇头60克,生荸荠60克。

【制法】先将海蜇头漂洗去咸味,生荸荠洗净去皮。两物同入锅中,加清水煎煮至熟。

【用法】佐餐食用。服用时可将蜇头和荸荠取出蘸酱油食,汤可不拘时饮之。

【功效】清热泻火,益阴生津。适用于心烦口渴多饮及耳聋耳鸣等。

海蜇马蹄粥

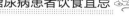

【配料】海蜇 30 克，鲜荸荠 15 克，葱、姜、蒜适量。

【制法】海蜇以温水泡发，洗净，切碎，荸荠去皮洗净，共同放入锅中，加水以小火煎，放入佐料，煮约 1 小时即成。

【用法】佐餐食用。顿服或分次饮用均可。

【功效】滋阴清热。可治疗消渴多饮、口燥咽干以及阴虚内热型的支气管炎、糖尿病等。

糖尿病患者喝茶的宜忌

喝茶能预防糖尿病，对糖尿病亦有辅助治疗作用。这是因为茶叶中所含的维生素 C、维生素 E 的量比一般水果高出 5~25 倍，而且所含的茶多酚和茶碱等成分能改善微血管壁的渗透性能，有效地增强血管的抵抗能力，防止血管壁物质的过氧化，可以降低血液中的中性脂肪和胆固醇，防止血管硬化。现代医学研究也认为茶叶具有抗凝血和促进纤维蛋白溶解的作用，有效地防止血凝，不致造成血栓、血瘀而导致动脉栓塞。尤其是绿茶，经过长期的科学试验证明有很好的保健作用。但需要指出的是，以喝茶来治疗糖尿病只能做为辅助手段；要控制血糖，还需要药物的使用。

宜用凉开水泡茶

用凉开水泡茶防治糖尿病的方法，近年在国外也十分盛行。那么"用凉开水泡茶可降血糖"有没有医学道理呢？据日本科学家分析，在茶叶中既含有能促进胰岛素合成的物质，又含有能去除血液中过多糖分的多糖类物质。这种多糖类物质在粗茶叶中含量最高，绿茶其次，红茶最低。由于多糖类耐热性不强，用热开水浸泡，易使其遭到破坏，所以必须用凉开水浸泡才能发挥其作用。

日本药学研究人员曾让1000多位糖尿病患者饮用凉开水泡的浓茶水半年后进行随访，发现其中80%的人病情明显减轻。除了凉开水泡茶以外，还可以用矿泉水泡茶，其

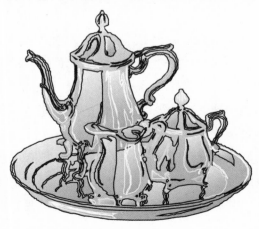

药效更好。用凉开水泡茶的具体做法是：每天可取粗茶 10 克，用凉开水浸泡 5 个小时，每次饮 50~150 毫升，每天 3 次，一般坚持饮 40~60 天，即可收到效果。可见用凉开水泡茶降血糖还是花钱少又能治病的一种妙法呢。

特别提醒

刘老师今年已逾古稀，是一个有 30 年高血压病史、20 多年冠心病及高脂血症病史的患者。但令人意外的是刘老师血糖一直控制得很好。10 年前刘老师到医院检查身体，医生说刘老师的血糖已超过正常范围，要想办法降血糖，这引起刘老师的高度重视。后来刘老师听说"用凉开水泡茶可降血糖"，就进行了试验。刘老师开始每天用凉开水泡 5 克绿茶，每天饮 3 次，每次 100 毫升，饮过茶，再把泡过的茶叶吃了。这样断断续续地饮凉开水泡的茶 3 个月后，再次到医院复查，空腹血糖已降到正常范围。"凉开水泡茶"也就成了刘老师控制血糖的"秘方"。

忌喝浓茶

茶有提神醒脑、促进消化、有益健康的作用，与人们的生活密切相关。然而，如果饮茶过浓，就会伤害身体。对于糖尿病患者来说，注意饮茶的浓度对保护自己的身体

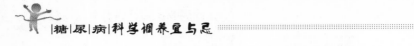

健康尤为重要。一般来说，糖尿病患者经常性地大量饮用浓茶容易出现很多身体不适状态。

糖尿病患者喝浓茶易产生便秘。茶叶中的鞣酸不但能与铁质结合，还能与食物中的蛋白质结合生成一种不易消化吸收的鞣酸蛋白，导致便秘的发生。对于患有便秘症的糖尿病患者来说，喝浓茶可能会使便秘更加严重。

糖尿病患者喝浓茶易使血压升高。饮茶与吸烟、饮酒和饮咖啡一样是引起血压升高不可忽略的因素，尤其是饮茶量大且爱饮浓茶时。经临床观察，饮浓茶可使血压升高，这可能与茶叶中含有咖啡碱活性物质有关。另外，过量喝浓茶能加重心脏负担，会产生胸闷、心悸等不适症状。

糖尿病患者宜喝的降糖药茶

药茶疗法是指应用某些中药或具有药性的食品，经加工制成茶剂以及汤、浆、汁、水等饮料，用于防治疾病的一种方法。药茶不同于一般的茶饮，需要根据糖尿病患者的症状，依据药物的性能特点进行配方，并依据药茶的浸泡特点进行操作。药茶应用于临床，使用方便，口味清甜，疗效可靠，具有既可治病又可养生之优点，深受患者欢迎。现介绍几种能降糖的药茶方，以供选用。

花粉茶

【配方】天花粉100克。

【制法】将花粉加工制成粗末，每日15～20克，沸水冲泡，盖盖焖几分钟即成。

【用法】每日代茶频饮。久服效果明显。

【功效】清热，生津，止渴。主治消渴、身热、烦闷、大热，并能补虚安神。适用于糖尿病肺胃燥热，生津止渴作用尤佳。

【配方】菟丝子15克。

【制法】将菟丝子碾碎，用纱布包好，放入杯中，沸水冲泡。

【用法】每日代茶频饮。可以经常服用。

【功效】补肾益精。适用于肝肾阴虚的消渴症。

菟丝子茶

【配方】田螺 10 只。

【制法】洗去泥沙，加清水煮汤代茶饮。

【用法】每日代茶频饮。

【功效】清热止渴。适用于糖尿病消渴多饮症。

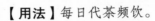

特别提醒

田螺又名香螺，通常生活在池塘、水田、小溪或河沟里。田螺个体不大，肉不多，其真正的肌肉只是螺口伸出来的头和足。购买田螺时，要挑选个大、体圆、壳薄的，掩片完整收缩，螺壳呈淡青色，壳无破损，无肉溢出，掂之有较重感。要注意选择活田螺，市面供应的田螺难免生死混杂，挑选时可用小指尖往掩盖上轻轻压一下，有弹性的是活螺，否则便是死螺。买回来后要养几天才行，首先用清水洗干净，然后用盆（或桶）放入清水将田螺养着，再滴几滴植物油在上面（让它把肚子里的脏东西吐出来），每天换一次水，5～7天就可以食用。

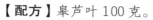

【配方】皋芦叶 100 克。

【制法】将鲜皋芦叶洗净、切碎，水煎。

【用法】每日代茶频饮。

【功效】清热解渴，除烦消痰。适用于消渴
症头痛心烦口渴多饮症。

【配方】玉竹、北沙参、石斛、麦冬各9克，
大乌梅5枚。

【制法】将上药五味共碾制成粗末，加水适量，
煎汤。

【用法】每日代茶频饮。

【功效】养阴润燥，生津止渴。适用于上中
消及热病伤阴烦渴、夏季汗多口渴多饮等。

麦冬茶

【配方】取麦冬、党参、北沙参、玉竹、天花粉各9克，知母、乌梅、甘草各6克。

【制法】研成粗末，加绿茶末50克，煎茶水1000毫升，冷却。

【用法】每日代茶频饮。

【功效】养阴润燥，生津止渴。

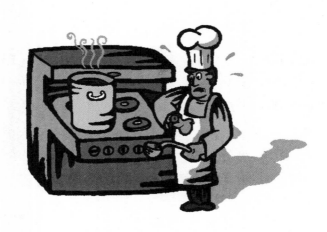

糖尿病患者宜用药酒治疗

　　酒本身也是药物，并素称"百药之长"。而药酒更是古老而常用的制剂，它能"通血脉，厚肠胃，散湿气，消忧解怒"。因酒可以浸出许多水不能浸出的有效成分，是很好的有机溶媒，多数药物的有效成分都可溶在其中，所以药酒有时比同样的中药煎剂、丸剂作用更佳，在防治糖尿病方面更有着好的疗效。

人参枸杞酒

【用料】人参 20 克，熏枸杞子 250 克，熏白酒 2000 克。

【制法】（1）将人参烘软切片，枸杞子除去杂质，用纱布袋装药扎口备用；

（2）白酒装入酒坛内，将装有人参、枸杞的布袋放入酒中；

（3）酒坛加盖密闭浸泡 10～15 天，每日搅拌 1 次，泡至药味尽出，用细布滤除沉淀，即成。

【用法】每日 2 次，每次服 10 克。

【功效】益气养血。用于糖尿病气血两虚，症见久病体虚、贫血、营养不良、神经衰弱。

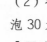

首乌黄精杞子酒

【用料】首乌50克，黄精50克，枸杞50克，低度白酒1000克。

【制法】（1）将首乌、黄精、枸杞洗净，装入纱布袋内，扎紧口，放入酒罐内；

（2）将白酒倒入酒罐内，每天搅拌1次，浸泡30天即成。

【用法】每日2次，每次服10克。

【功效】滋补肝肾，养阴生精。用于糖尿病肝肾亏虚者，症见尿频量多、腰膝酸软无力、头昏耳鸣、舌淡、脉细弱。

【用料】干地黄60克，白酒500克。

【制法】（1）将地黄用冷水快速冲淋后，晒干备用；

（2）将地黄放入白酒罐内，用不透气的塑料皮封严罐口；

（3）每天将酒罐摇10分钟，浸泡7天以后即可饮用上清酒液。

地黄酒

【用法】每日1次，每次10克。

【功效】滋阴养血，舒筋活血。用于糖尿病阴血不足、筋脉失养者，症见面色无华、口舌干燥、肢体麻木、疼痛等。

仙灵脾酒

【用料】仙灵脾 60 克，白酒 500 克。

【制法】（1）将仙灵脾用水快速冲淋去灰屑，沥干，装入纱布袋内，扎紧口放入酒罐内；

（2）将白酒倒入罐内，盖好盖，浸泡 7 天即成。

【用法】每日 2 次，每次服 10 克。

【功效】滋补肝肾，强壮筋骨。用于糖尿病阴阳两损、命门火衰者，症见全身乏力、腰痛肢软、阳痿不举、四肢欠温、口干不渴、脉沉细、舌质淡嫩、苔薄而润。

【备注】仙灵脾性味辛温不热，功能为补命门、助肾阳，是临床上治肾阳不足的常用药物。久服无不良反应。

茯苓酒

【用料】茯苓 60 克，白酒 500 克。

【制法】（1）把茯苓用冷水快速冲淋后，放入罐中；

（2）将白酒装入酒坛内，密封坛口，每天振摇 1 次，30 天后即可服用。

【用法】每日 2 次，每次服 10 克。

【功效】补虚益寿，强筋壮骨。适用于糖尿病脾虚失运者，症为神疲乏力、纳谷不馨、肌肉麻痹、沉重、日见痿弱等。

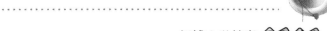

灵芝丹参酒

【用料】灵芝30克，丹参5克，三七5克，白酒500克。

【制法】（1）将三七、丹参、灵芝洗净、沥干后放入酒坛内；

（2）加入白酒，盖上坛盖，每天搅拌1次，浸泡30天即成。

【用法】每日1次，每次5克。

【功效】养血活血，健脾安神。用于糖尿病合并冠心病者，症属阴血不足，瘀血内阻。为口舌干燥、胸闷憋气、头昏失眠、舌淡青紫、脉结代。

特别提醒

灵芝是功效十分显著的药用真菌，自古被誉为"仙草"。传说秦始皇为求长生不老，派人到东海瀛洲采摘灵芝仙草。《神农本草经》把灵芝列为"上上药"，有"益心气、安精魂、好颜色、补肝益气和不老延年"等功效。随着对灵芝研究的不断深入，灵芝中的成分和药理药效也不断地被发现。现代研究认为：灵芝对人体免疫、中枢神经、心血管、呼吸、消化等系统有调节功能和保持健康平衡的作用，可辅助化疗并有抗放射、增加白细胞的功效。此外，食疗还可辅助治疗糖尿病、慢性支气管炎、哮喘病、冠心病、肝炎、神经衰弱、高血压病、性功能低下等。

糖尿病患者饮用药酒宜忌

药酒也是酒的一种，过多饮用药酒对糖尿病患者没有益处，因为酒精能使血糖发生波动。当空腹过量饮用药酒时，可发生严重的低血糖，而且醉酒往往能掩盖低血糖的表现。所以糖尿病患者饮用药酒也要避免过量。如果糖尿病患者血糖控制尚不稳定，则不宜饮用药酒。血糖控制良好时，可适量饮用药酒，饮用前后应监测血糖，了解药酒对血糖的影响。

药酒的用法一般应根据病情的需要、体质的强弱、年龄的差异、酒量的大小等实际情况出发，宜适度，一般每次饮用 15 ～ 20 毫升，酒量小的患者可将药酒按 1 ：1 ～ 1 ：10 的比例与冷开水混合，再按量服用。对于患有糖尿病伴其他慢性疾病的患者要在医生指导下饮用。药酒在医疗上不同于一般的酒，有规定的疗程。有一点应注意，糖尿病患者选用药酒要对

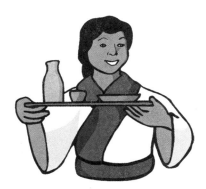

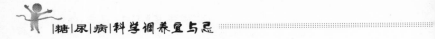
症，不能拿药酒当一般酒饮，有人以为补酒无碍，多喝一点没关系，这种认识是错误的，不可以滥用。

糖尿病患者宜补的维生素

维生素是人体不可缺少的一种营养素，是"维持生命的营养素"。它们在人体内的含量很小，但生理作用很大，因为它们参与人体物质与能量代谢，调节广泛的生理与生化过程，从而维持了人体正常的生理活动。因此，有人把维生素称作"生命催化剂"。但它与我们熟悉的三大营养物质（蛋白质、脂肪、糖类）不同，其本身既不是构成人体组织器官的成分，也不能为人体提供能量，它主要参与人体内的生理生化调节过程。目前被公认的人体必需的维

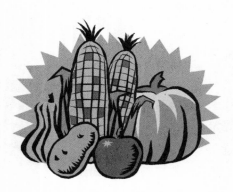

生素有14种。这些维生素的结构复杂，理化性质和生理功能各不相同。需要指出的是，糖尿病与维生素缺乏有一定的关系，适当补充下述维生素对糖尿病患者是有益

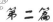
的，但并非愈多愈好，超量使用也可能引起不良后果。

宜补维生素 B_1

维生素 B_1 参与机体糖代谢过程，为糖类代谢所必需。当它缺乏时，组织丙酮酸和乳酸增多，并影响机体能量代谢。由此说明维生素 B_1 对维护糖类的消化，维持神经、心脏及消化系统功能具有重要的作用。维生素 B_1 能改善精神状况；维持肌肉、心脏的正常活动；刺激胃肠蠕动，促进食物排空，增进食欲；具有营养神经、消除疲劳、利尿等功能。维生素 B_1 之所以有益于糖尿病患者，是因为糖尿病患者经常处于高血糖状态，糖代谢过程要消耗维生素 B_1，而维生素 B_1 不足可引起周围神经功能障碍，所以周围神经功能障碍是糖尿病患者常见症状。因此糖尿病患者适当补充维生素 B_1 是有益的。

宜补维生素 B_6

维生素 B_6 在机体内参与了多种物质的代谢过程。它是合成血红蛋白的组成成分——叶酸化合物所必需的物质。维生素 B_6 对人体从肠道中吸收氨基酸起重要作用；参与遗传物质核酸的代谢；参与肌肉和肝组织糖原分解转化为葡萄糖的代谢过程；与糖原异生、糖酵解等相关过程有关。研究发现，维生素 B_6 不足，会导致体内肝糖原储存量减少、乳酸脱氢酶活性下降、胰岛素分泌不足、胰腺 B 细胞发生变性。而维生素 B$_6$ 可使人体组织代谢正常进行，缓解由于糖尿病引起的肾脏病变。同时维生素 B$_6$ 还能预防糖尿病性视网膜病变，减少血中糖化血红蛋白，改善糖耐量。

宜补维生素 C

糖尿病患者因血糖高，常常须要控制水果的摄入，再加上有些患者不喜欢吃新鲜蔬菜或食物烹饪方法不当，导致血液中所含的维生素 C 经常处于较低的水平。病理学研究发现，糖尿病患者的许多血管病理改变与维生素 C 缺乏症相似，提示维生素 C 缺乏可能是糖尿病发病的一个危险因素。同时研究还认为，维生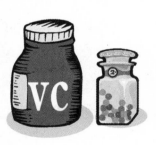素缺乏可干扰胰岛素的功能和组织对葡萄糖的利用，从而引起血糖的升高；而糖尿病又会促使维生素 C 的缺乏，由此造成恶性循环。因此及时补充维生素 C 是十分必要的。

宜补维生素 E

早在 20 世纪 60 年代，科学家就发现一种奇特的现象：人体正常的细胞放在体外培养，一般分裂 60~70 代，就会出现衰老甚至死亡的情况；如果在培养液中加入维生素 E，细胞分裂的次数便会增加 1 倍左右，即到 120~140 代才衰老。

也就是说，这种营养素使人体细胞的寿命翻了一番。因此认为维生素E具有抗衰老、延年益寿的作用。后来科学家认识到维生素E能够防止细胞老化、保护人体新陈代谢正常进行的一个重要原因是它本身是一种非常强的抗氧化剂，可阻止有毒自由基对机体的伤害。除此之外，维生素E的营养保健功能还有很多。研究发现，维生素E具有防治糖尿病及其并发症的作用。糖尿病患者血中糖化血红蛋白增加的同时，维生素E浓度也随之升高，之所以如此是适应血糖变化，为防止过高血糖引起的有害作用而出现的反应。如果维生素E不随之增加，则血管内皮细胞将遭到破坏，并伴随低密度脂蛋白和胆固醇在血管壁进行氧化反应，而引起血管并发症。

宜补维生素D

研究人员发现：2型糖尿病患者容易出现维生素D缺失；同时研究还表明，糖尿病患者适量补充维生素D可降低糖尿病引起的骨质疏松和骨关节病。而事实也是这样，据统计约30%的糖尿病患者患有骨质疏松。这是因为糖尿病患者因血糖、尿糖增加，发生渗透性利尿，大量的钙会从尿中排出。另外，糖尿病患者除了糖代谢障碍外，还有维生素、降钙素等代谢失调，影响骨骼新陈代谢，促发骨质疏松症和骨关节病。当糖尿病控制不良时，常伴有肝性营养不良和肾脏病变，致使活性维生素D减少，钙吸收不

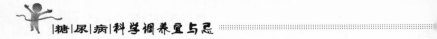

良,骨质缺钙、骨质疏松,从而造成骨关节病。因此,糖尿病患者尤其需要维生素D的帮助,促进钙的摄取和吸收,从而防止这些并发症的发生。

糖尿病患者补矿物质宜忌

人体所含各种元素中,除碳、氢、氧、氮主要以有机化合物形式存在外,其他各种元素无论含量多少统称为矿物质。营养学家说,矿物质在人体中仅占3.5%,而它在生命过程中起的作用却是不可估量的。因为宇宙间的一切物质,无论是有生命的,还是无生命的,都是由元素参与构成的,尤其是矿物质,它在人的生命过程中起着重要作用,

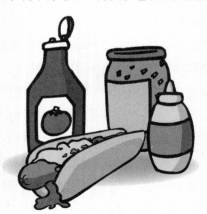

参与人体组织构成和功能形成,是人体生命活动的物质基础。人体内约有50多种矿物质,我们经常提起的人体所需的矿物质有钙、镁、钠、钾、磷、硫、氯、铁、铜、锌、硒等。

宜补锌

锌影响内分泌的多种功能,锌跟胰岛素连结成复合物,起着调节和延长胰岛素的降血糖作用,缺锌易导致免疫功能低下,易得感染性疾病,会加重糖尿病的病情。科学家还指出,稳定的 2 型糖尿病患者的血清锌浓度降低,以及所有即使血糖水平低的糖尿病患者也出现尿锌流失增加的情况,因此应得到及时的补充。

锌在自然界广泛存在,但主要存在于海味及肉类食物中,这是因为一般含蛋白质较高的食物其含锌量都较高,如肉类、猪肝等,在海产品中含量更高,如牡蛎、海蟹等,在田螺、黄鳝中含量也不低。植物性食物不但含锌量较低,且吸收率也差,并可受到加工的影响,如粮食类加工越精细锌的含量就越低。人的初乳锌含量较高,以后逐渐减少。因缺锌而需用药治疗者,常用锌盐(硫酸锌、醋酸锌)口服,其剂量与用法应在医生指导下进行。服过量的锌可产生急性中毒。

宜补硒

人体缺硒就好像身体失去一道坚固的防线,许多疾病便会乘虚而入。硒通过谷胱甘肽过氧化酶而具有抗氧化损伤的作用,保护视器官的功能,具有促进生长,保护心血管和心肌的健康,解除体内重金属的毒性,抗肿瘤以及增强免疫力的作用。缺硒可引起心血管病、关节炎、婴儿猝死综合征、白内障、糖尿病性视网膜病、癌症等。补充适量的硒是有益的。然而硒过量则可引起神经系统损伤、心肾功能障碍等。含硒丰富的食物主要有芝麻和小麦胚芽，再就是啤酒酵母，蛋类含量也不少，其他如动物的肝和肾及海产品中的小虾、大红虾、龙虾、沙丁鱼和金枪鱼等含量也可观，大蒜、蘑菇、芦笋等含硒也较丰富。硒缺乏者的临床治疗可在医生指导下，服硒锌氨基酸、硒力口服液、硒蛋白片等。

糖尿病患者宜补镁

镁既是一种易得到，又是一种易被耗损的矿物质。镁是多种酶的激活剂，是维持骨细胞结构和功能的必需元素，参与心肌的重要生化活动，影响着心肌的收缩和传导过程，对于胃肠道的功能亦有重要的作用。医学专家指出，造成镁缺乏的原因是摄取不足、吸收不良、排泄过多等。镁的摄取不足主要是因为随着人民生活的改善，主食精细化，肉食多样化，另外蔬菜的减少也可能与镁的不足有关。现代医学表明，糖尿病与镁代谢之间的

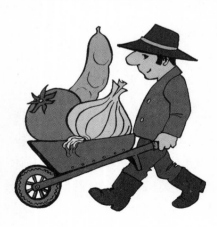

关系密切。低镁影响胰岛素的合成与分泌，降低机体组织对胰岛素的敏感性。而胰岛素缺乏或不足则导致血糖升高，利尿多而促镁的排泄，从而造成恶性循环。因此，糖尿病患者在使用胰岛素治疗的同时，还应补充足够量的镁。当镁缺乏而需用药时，应在医生指导下，口服诸如门冬氨酸钾镁，若出现严重的镁缺乏症时，应在医生的监护下，从静脉补充镁制剂。

特别提醒

镁广泛地分布于植物中，肌肉和脏器中也较多，大豆及其制品、玉米、水果等含镁较为丰富，植物的种子、谷物的皮壳中含镁量更高，但精制米面、白糖中含镁量极低。因为镁是叶绿素的主要成分，因此经常进食绿色蔬菜有利于镁的吸收；另外，进食诸如瓜果、花生、芝麻、麦麸、麦胚、速溶咖啡及牛肉、猪肉等，即能基本上满足人们对镁的摄取量。

宜补铬

微量元素铬作为糖代谢中一个辅助因子，能使胰岛素充分地发挥作用。铬缺乏会导致糖代谢异常，如不及时补充这种元素，就会患糖尿病，严重的会导致白内障、尿毒症、冠心病等并发症。经过实验证实，人体如能及时补充铬，体内的葡萄糖从血液中移出速度加快，迅速转化为肝糖原和肌糖原。同时铬可预防动脉硬化，促进蛋白质代谢和生长发育。糖尿病患者普遍存在缺铬的现象已被专家研究证实，而补铬可以降低血糖，改善症状，缓解并发症。所以为了预防和控制糖尿病，最好的办法就是多食富含铬的食物。铬在海藻类、鱼、虾、糙米等食品中含量丰富。从啤酒酵母中也可以摄取铬。另外，还可以通过啤酒酵母制成的含铬营养补充剂来专门补充。铬缺乏而需临床治疗时，可在医生指导下口服三氯化铬。

宜补钙

钙是构成骨骼和牙齿的主要成分，是细胞膜功能的维护者，参与神经肌肉的活动，能促进体内某些酶的活性。医学证明钙元素的缺乏与糖尿病并发症的发生关系密切。补钙有助于纠正细胞内缺钙从而改善糖尿病的骨质疏松症，降低动脉粥样硬化发展速度，缓解糖尿病肾病的发展。同时，由于糖尿病因胰岛素分泌不足和渗透性利尿作用，使体内大量钙丢失，加之长期控制饮食使钙摄入量减少。因此患有糖尿病的人若不注意补钙会使缺钙日益严重，糖尿病症状不断加重。目前，口服补钙的制剂不少，患者务必在充分了解胃肠吸收和机体利用的可靠性基础上，方可采用。

宜补磷

磷是核酸、磷脂和某些酸的组成成分，是骨骼生长、牙齿发育、保证肾功能和神经传导必不可少的元素。磷与糖尿病的关系也十分紧密。营养学家说，临床补充磷有益于糖尿病的治疗。糖尿病性骨质疏松症的发生与大量钙、磷的丢失有关，补磷能减少骨质疏松症的发生；在糖尿病酮症酸中毒和非酮症高渗性综合征时，血清磷会降低，补磷可使血清磷水平恢复正常。几乎所有的食物都含磷，但含量最为丰富的食物有：玉米、蚕豆、燕麦片、黄豆、面粉、豆腐、小米、魔芋精粉、甘薯片、慈菇等。在临床上需补磷的大都是在发生酮症酸中毒时，从理论上讲补磷有益处，但目前意见分歧，尚有认为肾功能不全时，可诱发低钙血症与磷酸钙沉着症，加重肾功能损伤，故未作为常规。

 糖尿病患者饮水宜忌

水是生命之源，是维持机体正常功能活动的必需物质，这个结论没有人怀疑。但具体来说水有什么生理功能呢？这可能没有多少人能回答得上来。医学专家说：水有止渴、镇静、稀释血液、散热、润滑、利尿、运送营养等功效，尤其是作为组织细胞的基本成分，是全身产生各种生化过程的重要环境和条件。那么，每天该怎样喝水呢？尤其是糖尿病患者该如何科学饮水呢？

忌限制饮水

有些人认为，糖尿病的典型症状"多食、多饮、多尿和体重减少"中，多尿是由多饮引起的，所以，治疗糖尿病所说的控制饮食也应该包括控制饮水，饮水少了，尿自然也少了。这其实是一种误解。

糖尿病患者不应限制饮水，水不含热量，饮水多不会影响血糖控制。首先要明白糖尿病为什么出现多尿，这是因为血糖升高从肾脏排出过多的糖，从而带走大量的水分形成多尿。多尿导致体内水分丢失，血液浓缩，黏稠度增高，刺激中枢系统出现口渴而多饮，从生理机制来说，这是一种保护性反射。糖尿病患者如限制饮水，会造成血液浓缩，过多的血糖和血液中有毒的废物不能适时地从尿液中排除，这样做会危害身体健康，甚至会危及生命。而正确的作法一是对糖尿

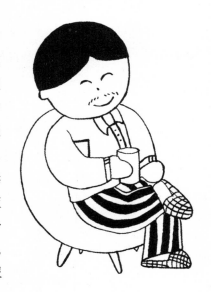

病患者应进行综合治疗，使血糖降下来，一旦血糖降下来，患者自然也就不多尿、不多饮了；二是鼓励糖尿病患者多饮水，以排除代谢废物。饮水及时补充人体内水分，不会影响血糖控制，反而有利血糖浓度的调节。

 晨起后宜先喝水

人睡了一夜后，体内的水分由于生理上的蒸发而减少，晨起喝水一方面可以补充身体代谢所失去的水分，促进新陈代谢；另一方面又可以洗涤清洁已排空的肠胃道，有利于胃肠生理功能的发挥，还能湿润肠道，软化大便，促进大便的排泄，防治便秘。另外，晨起喝水还有一个很重要的作用就是，喝下去的水很快被肠黏膜吸收进入血液，可有效地增加血容量，稀释血液，降低血液的黏稠度，促进血液循环，防止糖尿病引起心脑血管疾病的发生，这对于糖尿病患者来说尤为重要。总之，从养生学的角度来看，晨起先饮一杯水对机体既是一种及时的补偿，又是对消化道一种有效的净化，还能降低血液的黏稠度，可谓是一举三得，对健康大有益处，是一种健康的生活习惯，值得提倡。

忌长期喝纯净水

纯净水是以符合生活饮用水卫生标准的水为水源，采用一定的加工方法制得的纯度很高、不含任何添加物、可直接饮用的水，是目前最为时尚的桶装饮用水。纯净水有许多好处，主要以饮用安全、方便为特点，受到城镇居民的喜爱。由于在制备纯净水的过程中采用了反渗透膜等技术，水中的细菌、致癌物、重金属等有害物质被过滤掉，但同时水中为人体健康必需的矿物质也几乎被过滤掉了，因此说纯净水是一种功能不完整的水。由于纯净水不含矿物质，糖尿病患者长期饮用，容易引发四肢无力、精神不振等健康问题。另外纯净水是弱酸性水，长期饮用有碍人体体液的酸碱平衡，导致体液酸性化。所以糖尿病患者忌长期喝纯净水。

忌一次喝水过多

有的糖尿病患者喝水次数过多怕麻烦，就一次喝个够。医学专家认为，这种做法不利于身体健康。由于大多数糖尿病患者肾的排泄功能在减退，一次喝大量的水易使血容量猛增，加重心、肾负担。对于肾脏功能不好者，一次过量饮水有可能导致水中毒，即使一次过量饮水没有导致水中毒的发生，对健康也是无益的。劳动或运动过后，糖尿病患者也不宜一次喝水过多，一次喝水过多同样不利于患者健康。正确的做法应是按人体水的摄取与排出的平衡要求，少量多次饮用。

糖尿病患者食用脂类宜忌

脂类是脂肪、类脂的总称。脂肪又称脂质。我们在饮食中摄取的脂肪，其实包括油和脂两类。一般把常温下是液体的称作油，如菜籽油、大豆油、花生油等，而把常温下是固体的称作脂，如羊油、牛油、猪油等。并不是所有植物脂肪都是油，如椰子油就是脂；并不是所有动物脂肪都是脂，如鱼油便是油。脂肪不分为有益和无益，只要适量吸取，都是人体需要的。

忌高脂食物

糖尿病患者脂质代谢紊乱，严重者将产生高脂血症，导致心脑血管的病变。而动脉粥样硬化和心脑血管疾病为糖尿病主要合并症，因而必须限制过多脂类物质的摄入，如各类动物油脂、动物内脏、蛋黄、鱼子、虾和蟹黄等。油炸食物属于高脂肪食物，食用过多，极易形成肥胖症。而肥胖是导致糖尿病最重要的因素之一。肥胖的糖尿病患者对胰岛素的敏感性下降，功能降低，不利于本病的康复。

宜补卵磷脂

卵磷脂是市场上目前很受宠的保健品。营养学家发现

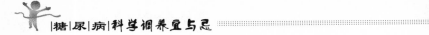

食用卵磷脂对糖尿病有非常好的作用。这是因为人体卵磷脂不足会使胰脏功能下降，无法充分分泌胰岛素，不能有效地将血液中的葡萄糖为细胞所利用。而这两方面的作用正是糖尿病的基本病理机制。如每天食用 20 克以上的卵磷脂，则糖尿病的恢复是相当显著的，很多患者甚至可不必再注射胰岛素，特别是对糖尿病肢端坏疽及动脉硬化等并发症患者更为有效。由此可见有糖尿病的人不妨将卵磷脂作为补品。

 宜吃植物脂肪

营养学家研究表明：相对于那些很少吃植物油的妇女而言，经常吃富含植物油食品的妇女患 2 型糖尿病的危险要低得多。专家们认为，这种预防作用与某些不饱和脂肪酸的作用密切相关。营养学家主要通过对诸如吸烟、体重系数、饮酒、运动以及其他一些膳食性因子进行校正之后发现，不饱和脂肪酸、植物脂肪和反式脂肪都能够减少患糖尿病的危险。

糖尿病患者食用糖类宜忌

什么是糖？有些人理解的糖和营养学所说的糖还真的不相同。具体来说糖的概念有广义和狭义之分。广义的糖可统称为碳水化合物，有单糖类、双糖类和多糖类，包括不被人消化吸收的一些纤维素和果胶。平常我们吃的主食如馒头、米饭、面包等都属于广义的糖类物质；狭义的糖是指精制后的白糖、红糖、冰糖和糖浆等。

忌食高糖食物

虽说糖尿病的发病是由于胰腺的胰岛功能不良或受损所致，与吃糖无关。但最新研究也表明，与普通的含糖类的食物相比，适量摄入食用糖并未给糖尿病患者的糖代谢带来明显不良影响。不过别忘了，如果要摄入食用糖，就必须相应地减少主食的摄入量，以保证总热量不变。但医生还是给糖尿病患者建议，通常要忌吃含食用糖的食物，对一般糖尿病患者来说，还是劝告其吃糖和含糖食物要慎重，因为这些食物中的糖会增高体内本来就已经很高的血糖水平。糖尿病患者如果随意吃糖，因其易分解为葡萄糖而引起血糖迅速升高，使受损的胰岛负担更重，加重病情。生活中含糖量高的食物有：白糖、红糖、冰糖、葡萄糖、麦芽糖、蜂蜜、巧克力、水果糖、蜜饯、水果罐头、各种市售甜饮料、

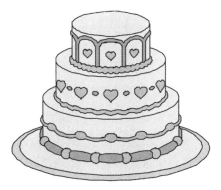

冰淇淋、果酱以及糖制的各种糕点饼干等。

宜吃大豆低聚糖

大豆低聚糖是近来保健市场的畅销品之一。但有些糖尿病患者会担心，大豆低聚糖毕竟是糖啊，吃多了血糖升高怎么办呀？其实大豆低聚糖所含蔗糖的量很少，对血糖的影响是非常小的。20毫升大豆低聚糖中，所含蔗糖产生的热量只相当于6.25克面粉。其他的低聚糖是不被人体吸收的，故不会引起血糖升高。每天即使吃160毫升大豆低聚糖，才相当于吃50克面粉的热量。

特别提醒

某些非食用糖类甜味剂也是适合糖尿病患者食用的"好糖"。糖尿病患者想吃甜味食品时可选择含有这类甜味剂的食品。比较安全的有：麦芽糖醇、双歧糖、木糖醇、甜菊糖等。它们的甜度可以是食用糖的许多倍，但对血糖无明显影响，供热较少，可以代替蔗糖供糖尿病患者食用。

宜适量吃淀粉

淀粉是维持生命的最基本的营养物质之一，人体能量的50%以上是由淀粉提供的。淀粉主要存在于主食中，经消化分解成葡萄糖，经肠道吸收而有节奏地进入血液。正

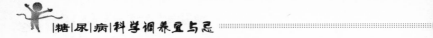

常情况下，胰腺在葡萄糖由低浓度到高浓度的刺激下，分泌的胰岛素和血糖的升高相呼应，从而将血糖控制在正常水平之下。

对于糖尿病患者，不可能与正常人一样进食淀粉，而应在其治疗过程中，将每日需要的摄入量与药物等治疗有机地协调起来，以适量摄取，这样不仅不会影响病情的稳定，而且也是自身保证健康之必需。

🌳 宜食膳食纤维

膳食纤维也是一种"好糖"，对糖尿病患者尤其重要。膳食纤维可以像网一样把食物网住形成大的颗粒，使食物与消化液接触面积减少，以减缓食物的消化速度，使餐后血糖升高缓慢，这点对糖尿病患者有重要的意义，在这方面，可溶性纤维的效果更为显著。膳食纤维在胃肠道内可和淀粉等交织在一起，延缓其消化吸收；此外，它还有降脂、减肥、通便解毒等作用。糖尿病患者食用膳食纤维要循序渐进地增加，同时要大量饮水。如果在短时期内突然转为高纤维膳食，可能导致腹胀、消化不良。但膳食纤维也不是多多益善，过量摄入会影响钙、铁、锌等元素

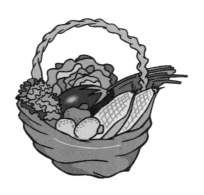

的吸收，降低蛋白质的吸收率。

非溶性膳食纤维，如纤维素、半纤维素和木质素，存在于谷类和豆类种子的外皮中，如麦麸，还存在于植物的茎叶中。可溶性膳食纤维，包含果胶、藻胶及魔芋等的主要成分。果胶存在于水果中；海带、紫菜等含藻胶；魔芋存在于魔芋的块茎中。我国的魔芋产量大，现已制成精粉，可加工制成魔芋挂面、魔芋豆腐等多种食品在市场上销售。糖尿病患者可以选购。

宜慎食"无糖食品"

有些糖尿病患者在大量食用"无糖食品"后，会出现血糖上升、病情加重的情况。为什么食用"无糖食品"还会出现血糖升高呢？这主要就是由于人们对"无糖"有误解，认为无糖食品不含糖，可以放心大吃，从而放松对饮食的控制。对此，专家提醒："无糖"是指食品中不含蔗糖，但食品本身所含的淀粉也是糖类物质，进入人体后，也会分解为葡萄糖。因此食用无糖食品时，同样要将其热量计算在每天应该摄入的总热量当中，要有一个量的控制。另外，无糖食品没有任何治疗功效，糖尿病患者千万不能拿它当降糖药来吃。

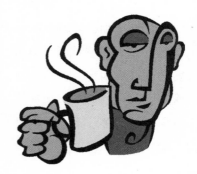

特别提醒

对糖尿病患者而言，无论是选择无糖食品，还是含糖食品，为谨慎起见，要在餐后进行血糖检测，看血糖是否有升高现象，如果血糖明显高于平常，应立即停食。如果选择无糖饮料，最好事先也做个测试，在血糖正常的情况下，于两餐之间血糖最低的时候饮用，并在饮用后2小时测量血糖，在证实其对血糖确实无影响后再用。

糖尿病患者补蛋白质宜忌

蛋白质是生命存在的形式，也是生命的物质基础。一切组织和细胞都由蛋白质组成，生命的产生、存在与消亡无一不与蛋白质有关。从宏观的角度讲，蛋白质是构成人体组织和结构最重要的物质，如皮肤中的角蛋白、肌肉中的肌蛋白，以及内脏、大脑中的蛋白质等。从微观的角度来说，蛋白质是构成细胞的主要成分，就像是人体的基本支架。蛋白质的重要性很多人都知道，但它在人体内到底发挥什么样的作用呢？概括来讲，主要是构成和修复作用、调节机体功能作用和供能作用。

宜适量补充蛋白质

蛋白质是一种含氮的高分子化合物，基本组成为氨基酸。食物中如瘦肉、鱼、鸡蛋、各种豆类及豆制品等含蛋白质较多，这些食物被人体消化吸收后，以氨基酸、多肽形式参与蛋白质的合成，以补偿生理性消耗。正常情况下，每人每天进食每公斤体重 1~1.2 克蛋白质为宜，过多摄入动物性蛋白会导致钙的流失。而糖尿病患者，蛋白代谢紊乱，表现为蛋白合成受阻，入不敷出就会出现负氮平衡，使身体抗病能力下降，极易并发各种感染性疾病。所以糖尿病患者宜适量补充蛋白质。

特别提醒

一般糖尿病患者每日每千克体重应摄入蛋白质 1 克，病情控制不好或消瘦者，可增至 1.2~1.5 克。按 60 千克体重为例，则每日需 60 克蛋白质或 70~90 克蛋白质，其中 1/3 最好来自优质蛋白，如乳、蛋、瘦肉、大豆等。蛋白质提供的热量应占总热量的 12%~20%，如患者每日需 2000 千卡热量，其中 240~400 千卡由蛋白质提供，则需蛋白质 60~100 克。糖尿病儿童蛋白质的需要量每千克体重为 2~3 克。妊娠 5 个月后的糖尿病患者，每日应比成人增加 15~25 克蛋白质。

糖尿病肾病患者应限制蛋白质的摄入量

糖尿病肾脏病变是糖尿病患者的一个重要并发症。目前主张在糖尿病肾病的早期阶段就应该限制蛋白质摄入量，因为高蛋白饮食可增加肾小球的血流量和压力，加重高血糖、高血压所引起的肾脏改变。临床研究显示，低蛋白饮食可减少尿蛋白排泄。对已有大量尿蛋白、水肿和肾功能不全的患者，除限制钠（每日不超过 2 克）的摄入外，蛋白质的摄入宜"少而精"，建议蛋白质每日摄入量不超过 0.6~0.8 克 / 千克（若体重为 50 千克，每日蛋白质的摄入量不超过 30~40 克），且以高效价的动物蛋白为主，如牛奶、鸡蛋、肉类等。

 糖尿病肾病患者应限制吃豆制品

对"这也不能吃，那也不敢碰"的糖尿病患者来说，豆制品似乎是一个比较"保险"的选择。早期的糖尿病患者适当吃一些豆制品是可以的，而肾功能不全的糖尿病肾病患者应该少吃或不吃豆制品。这是因为动物蛋白属于优质蛋白，含有较多的必需氨基酸，为人体所需要，而豆制品含有较多的非必需氨基酸，长期大量食用，不仅会引起肾小球损伤或硬化，出现蛋白尿，而且蛋白质代谢产物尿素氮经肾小球滤出，必然增加肾脏负担，会使肾功能进一步受到损害，使患者的病情进一步恶化。

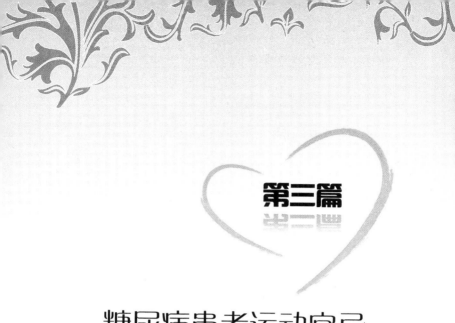

第三篇

糖尿病患者运动宜忌

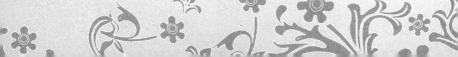

运动有利于防治糖尿病

现代医学认为在糖尿病的治疗中，运动疗法是一个重要组成部分，尤其对于中老年患者、肥胖糖尿病患者更为重要。中医很早就认识到运动对糖尿病康复的重要性，许多医学文献都记载了糖尿病的运动疗法。国外的许多医学家也都主张糖尿病患者应做适当的体力活动，并把运动、饮食控制、注射胰岛素列为治疗糖尿病的三大法宝。有些轻型糖尿病患者坚持运动锻炼并结合饮食控制即能达到控制糖尿病发展的目的。而运动之所以有益于糖尿病，是因为运动可使周身血液重新分配，消除肝瘀血，增加对肝糖原的储存能力，这样就会降低血糖和减少尿糖，并降低由于肝瘀血引起的糖原储量减少，进而降低肝糖原被脂肪代

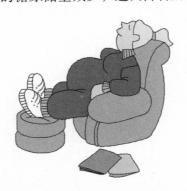

替形成脂肪肝的危险性。此外，运动可以使葡萄糖在组织（尤其是肌肉组织）中得到充分的吸收和利用。另外运动可增强体质，预防糖尿病引起的合并症。实践中有相当多的中老年糖尿病患者经饮食管理、药物治疗、适当的运动调养，可出现尿中无糖，血糖也可降到正常水平。所以说运动是防治糖尿病的重要手段之一。

糖尿病患者的运动宜忌

糖尿病患者运动最为关键的是要本着量力而行、循序渐进的原则，并经常进行自我监测，也就是说按照医生开具的运动处方来进行运动，包括运动类型的选择、运动量及运动时间的安排。糖尿病患者应该选择那些有全身性的、有节奏的、容易放松、便于全面监测的项目。有条件的可利用活动跑道、自行车功率计等进行运动。大量事实证明，坚持根据自身情况进行科学的运动对糖尿病的治疗是很有益的。具体来说还要强调以下几点：

 应制订运动处方

所谓运动处方，可以表述为："根据医学检查资料，按其健康、体力以及心血管功能状况，结合生活环境条件和运动爱好等个人特点，用处方的形式规定适当的运动种类、时间和频率，并应指出运动中的注意事项，以便有计划地进行经常性锻炼，达到健身或治病的目的。"运动处方是由世界卫生组织（ＷＨＯ）提出并得到国际公认的一种健身安排，是指导人们有目的、有计划地进行科学运动锻炼的重要手段。运动处方一般分为治疗性、预防性和健身健美性三种，其中治疗性运动处方最好由专业医师或体疗师帮助制订，后两种的主要目的是增强体质、预防疾病、提高健康水平和运动能力，可以自己设计与制订。一般而言，糖尿病患者在运动前应咨询医生，根据病情确定科学合理的运动处方。

应按要求进行体格检查

糖尿病患者的运动应按要求先进行必要的体格检查，以掌握心、肺、神经系统、肾脏功能情况，了解慢性并发症的严重程度。为避免低血糖的发生，可在运动前后监测血糖，如血糖波动幅度较大，运动后血糖小于 6 毫摩尔 / 升（110 毫克 / 分升），可于运动前进食 20 克碳水化合物，另外为保证既达到运动效果又保证安全，对于患有严重的心、肺、血管、神经系统及肾脏并发症者，对运动必须根据自身情况进行严格的规定，不可盲目从事。

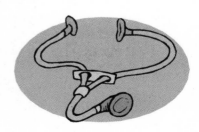

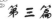

运动应持之以恒

　　糖尿病患者运动锻炼并非一朝一夕之事，贵在坚持。只有坚持不懈地进行适宜的运动，才能收到治病健身的效果。运动锻炼不仅是形体的锻炼，也是意志和毅力的锻炼。人贵有志，学贵有恒，做任何事情，要想取得成效，没有恒心是不行的。古人云："冰冻三尺，非一日之寒"，说的就是这个道理。这就说明，运动降糖要坚持而不间断，三天打鱼两天晒网是不会达到锻炼的目的的。如果因为工作忙，难以按原计划时间坚持，每天挤出 10 分钟或 8 分钟进行短时间的锻炼也可以。如此才有可能使血糖、血脂下降，体重减轻，体质增强，而且精神愉悦，充分享受美好生活。

运动应动静结合

　　糖尿病患者不能因为强调动而忘了静，要动静兼修，动静适宜。运动时，一切顺乎自然，进行自然调息、调心，神态从容，摒弃杂念，神形兼顾，内外俱练，动于外而静于内，动主练形而静主养神。这样，在锻炼过程中内练精神、外练形体，使内外和谐，体现出"由动入静、静中有动、以静制动、动静结合"的整体思想。实际上，太极拳、气功导引皆是糖尿病患者动静结合的最佳运动方式。

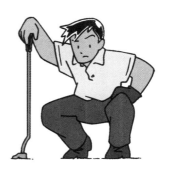

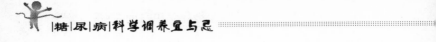

🌳 运动应有张有弛

糖尿病患者运动锻炼，并非是要持久不停地运动，而是要有劳有逸，有张有弛，才能达到养生的目的。因此，紧张有力的运动，要与放松、调息等休息相交替；长时间运动，应注意有适当的休息，否则会影响运动效果，使运动不协调，精神不振作，甚至对养生健身不利。为健康而进行的锻炼，应当是轻松愉快的、容易做到的，充满乐趣的，人们才愿意坚持实行，即"运动应当在顺乎自然的方式下进行"。在健身方面，疲劳和痛苦都是不必要的，要轻轻松松地逐渐增加活动量。

🌳 运动应适度

糖尿病患者运动要遵循个体化和循序渐进的原则，注意适度运动。要重视在运动中和运动后的自身感觉，以运动后感觉舒适为宜。锻炼时最好是根据运动时的最高脉搏数（最高心率）来掌握最大运动量。最大运动强度因人而异，糖尿病的运动强度计算方法为：最高心率（次/分）=170-年龄。例如：48岁的糖尿病患者运动时最高心率不应超过170-48=122。必须强调，所谓运动时最高心率，只供参考，不必机械地追求。

运动量的大小，要根据各人病情、锻炼基础等具体情况而定，同时要结合自我感觉灵活掌握，不要拘守。一般人在长跑后自觉身体舒适、精力充沛、食欲增加、睡眠良好，即表示运动量合适。

 运动应有规律

糖尿病患者运动时间要固定,运动强度也要相对固定,以免血糖波动过大。每日 30 分钟至 60 分钟,每周 4~6 次。运动要有规律,切忌不规律的运动,如以降低糖代谢为目的,每周运动不得少于 3 次;需要减轻体重者,应使运动频率增加至每周 5 次以上。

 应餐后一段时间后开始运动

糖尿病患者运动应于餐后 30 分钟至 1 小时再开始,这一段时间食物消化、吸收较快,特别是糖的吸收最快,因而血糖值增高。如果在这一时间段后开始锻炼,随着运动消耗能量,糖的分解代谢增强,便可使餐后增高的血糖降下来,防止血糖波动。但运动不宜剧烈。

 宜下午运动

糖尿病患者运动时机的把握十分重要。有些糖尿病患者十分重视锻炼,清晨去运动,结果在运动中出现头晕、心慌、出冷汗,甚至虚脱、昏迷等低血糖反应,非但无益于病情的改善,还可能引起严重不良后果。所以,在一天之中,糖尿病患者运动锻炼的最佳时机应选在下午而不是清晨。因为血糖有昼夜波动的规律,这一规律显示清晨为血糖最低值。而运动锻炼的目的在于降低血糖,防止血糖显著升高。

🌳 禁忌或不宜于运动的糖尿病患者

（1）糖尿病伴有严重并发症，如严重感染、酮症酸中毒；糖尿病性足坏疽、肾病、重症冠心病、严重高血压病、视网膜病变、严重神经并发症、直立性低血压等为运动的禁忌证。注射胰岛素后及吃饭以前，也要避免运动量大的运动，以免发生低血糖。在发生腹泻、呕吐或禁食期间，要暂停运动。

（2）糖尿病伴代偿性心瓣膜疾病、运动后没有加重的心律不齐以及左束支传导阻滞、装有心脏起搏器者；有严重的静脉曲张，过去曾有血栓性静脉炎者；有神经肌肉疾病或关节畸形者；近期有暂时性脑缺血者；极度肥胖者；服用某些药物如 β 受体阻滞剂、洋地黄制剂者，要暂停运动。

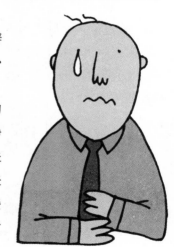

🌳 运动宜防意外

糖尿病患者运动时要随身携带糖尿病病情卡，卡上应有本人的姓名、年龄、家庭住址及电话号码，并写明如果发生意外，其他人如何处理。如果是正在使用胰岛素或降糖药治疗的患者，要注明所使用的药物和剂量。卡片应放在易于发现的地方。外出活动时要告诉家人活动的时间及地点，当感觉身体状况不好时应立即停止活动，并及时找他人救助。另外糖尿病患者在运动中还要注意：一是防止意外事故的发生，如擦伤皮肤、扭脚、摔倒等；二是天气炎热时应及时补充水分，天气寒冷时要注意保温；三是运动时要随身携带几块糖果，当出现低血糖症状时可及时食用；四是运动着装要宽松、合体，特别是鞋袜要合适、柔软，不能磨脚。

 运动前后宜忌

（1）糖尿病患者进行运动前，应略微减少一些衣裤，等运动开始后再减去一层衣裤，过凉、过热均对病情不利。运动之前，应先进行准备活动 3~5 分钟，如先作徒手体操或步行片刻，以使心脏及肌肉、韧带逐渐适应，再逐渐过渡到运动。

（2）糖尿病患者运动结束后，应及时用干毛巾擦汗，穿好衣服，将要洗浴的需休息 15 分钟后再进行。运动后不要马上坐下或躺下，适当活动一下肢体，逐渐停息下来。糖尿病患者要做好运动日记，以观察疗效及副作用。如果感觉所采取的运动疗法不适合自己，可以请医生或专业教练根据情况对运动处方进行相应的调整。

糖尿病患者宜选的运动项目

　　糖尿病患者运动以有氧的轻、中度方式为主。适合糖尿病康复运动的运动种类和方法有太极拳、医疗体操、慢跑、散步、舞蹈、游泳、娱乐性球类等。老年糖尿病患者可选择散步、快走或太极拳等，中年患者可选择骑车、游泳、跳舞等。是否为有氧运动的自我判断是：运动锻炼结束后心跳频率不过快，身体可有微汗或热感，而且感到精神舒畅，无明显疲乏感。需要指出的是，糖尿病脑血管并发症的患者，千万不要选做一些憋气的运动，如举重、举哑铃，否则会引起脑出血。因为糖尿病人长期血压升高，会使脑动脉血管壁增厚、变硬，管腔变细，当病人憋气时，脑血管易破裂导致脑出血。

体弱的糖尿病患者宜于步行运动

　　步行主要适宜于体弱或住院治疗的糖尿病患者，要求以中速行进，一般在饭后 30 分钟后进行。根据实验研究，如果以每小时 3 千米的速度步行，则可把代谢率提高48%，每日 1~2 次，总运动量逐渐增加，每日可达数公里。步行是健身抗衰老的法宝，是绝大多数人能坚持一生的有效锻炼方法，是一种最安全、最柔和的锻炼方式。科学研究表明：适当有效的步行可以明显降低血脂，预防动脉粥样硬化，预防糖尿病；有利于精神放松，缓解焦虑和压抑的情绪，提高身体免疫力；能使人的心血管系统保持良好的功能，比久坐少动者肺活量大；有益于预防或减轻肥胖；促进新陈代谢，增加食欲，有利睡眠。

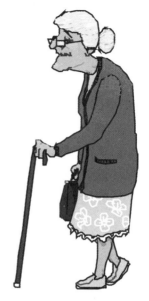

🌳 宜于慢跑运动

慢跑是一项方便灵活的锻炼方法，老幼皆宜，已日益成为人们健身防病的手段之一。跑步能促进代谢，控制体重。控制体重是保持健康的一条重要原则。由于跑步能促进新陈代谢，消耗大量血糖，减少脂肪存积，故坚持跑步是降糖的一个有效"药方"。跑步能改善脂质代谢，预防动脉硬化。血清胆固醇、脂质过高者，经跑步锻炼后，血脂可下降，从而有助于防治血管硬化。跑步能增强体质，延年益寿。生命在于运动，人越是锻炼，身体对外界的适应能力就越强。需要指出的是，糖尿病患者慢跑应该严格掌握运动量。决定运动量的因素有距离、速度、间歇时间、每天练习次数、每周练习天数等。

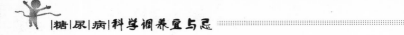

特别提醒

　　糖尿病患者开始进行慢跑时可以从 50 米逐渐增至 100 米、150 米、200 米。速度一般为 100 米 /40 秒 ~100 米 /30 秒。跑的次数：短距离慢跑和跑行并用可每天 1 次或隔天 1 次；年龄稍大的可每隔 2~3 天跑 1 次，每次 20~30 分钟。跑步最好能配合自己的呼吸，可向前跑二、三步吸气，再跑二、三步后呼气。跑步时，两臂以前后并稍向外摆动比较舒适，上半身稍向前倾，尽量放松全身肌肉，一般以脚尖着地为好。

宜于打太极拳

　　太极拳运动的特点是举动轻灵、运作和缓、呼吸自然、用意不用力；是静中之动，虽动犹静，静所以养脑力，动所以活气血，内外兼顾，心身交修。也就是使意识、呼吸、动作三者密切结合，从而达到调整人体阴阳、疏通经络、和畅气血，使人的生命得以旺盛，故可使弱者强、病者康，起到增强体质、祛病延年的作用。太极拳和一般的健身体操不同，不但活动全身各个肌肉群、关节，还要配合均匀的深呼吸运动，而更重要的是需要专注、心静、用意，这样就对中枢神经系统起了良好的影响，并给其他系统与器官的活动和改善打下了良好的基础。对于糖尿病患者而言，科学研究发现，打太极拳还可增强心肺耐力及下肢肌力。糖尿病患者练 3~6 个月后，轻症糖尿病患者甚至可依靠饮食及这一运动措施来控制血糖，不必再吃药，中度糖尿病患者平均用药量也可减少 20%，这显示太极拳运动也有降血糖的效果。所以糖尿病患者不可忽视太极拳的作用，以练简化太极拳为主，也可选择其中的某些动作反复练习，每次 10~15 分钟，每日 1~2 次。

宜于游泳

游泳运动是一项全身性的运动项目，所有的肌肉群和内脏器官都参加有节奏的活动。运动量与运动强度可大可小，游泳的速度可快可慢，适合于糖尿病患者健身。

（1）对于糖尿病患者来说，游泳可以说是一种锻炼血管的体操。慢速度的游泳可以使人身心得到充分的放松。

（2）糖尿病患者夏季游泳可以接受充足的紫外线，增强皮肤的抵抗力，防治皮肤病和某些慢性疾病。

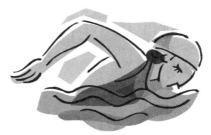

（3）糖尿病患者游泳可以促进全身运动，通过消耗脂质，达到减肥的效果。由于水阻力

比空气阻力大，从而使肌肉得到很好的锻炼。

（4）游泳时水对人的胸廓有一定的压力，水的密度比空气大，呼吸肌要额外克服这些阻力才能正常进行呼吸，长期坚持，呼吸肌会得到很好的锻炼，从而改善呼吸功能。

（5）游泳时，身体的四肢都在运动，能促使人体新陈代谢，增强机体适应外界环境变化的能力，抵御寒冷，预防疾病。

🌳 游泳宜注意的事项

（1）糖尿病患者症状明显时禁忌游泳。糖尿病患者要注意运动量的控制，不宜过快，不宜过猛。

（2）夏天水温比气温低，游泳者入水前要做好准备活动。如果生理上准备不足，一时适应不了水中环境，易引起头晕、恶心等不适症状，严重者会抽筋或拉伤肌肉等。

（3）要注意游泳时间的选择，空腹时体内血糖较低，游泳会引起头晕、四肢乏力，甚至发生意外。

（4）由于运动后身体疲劳，肌肉收缩和反应能力减弱，此时再进行游泳会增加心肺负担而易发生意外，故不宜进行。

（5）凡糖尿病伴有较严重的心脑血管疾病、皮肤病、眼部疾病、中耳炎、外伤炎症以及肝炎等疾病时均不宜游泳。女性糖尿病患者在月经期亦不宜游泳。

（6）糖尿病患者游泳时间不宜过长，一般在水中停留

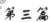

时间以 30~60 分钟为宜。游泳中出现头晕、恶心、冷战等异常情况时，应及时出水。

🌳 跳绳应谨慎

跳绳花样繁多，可简可繁，随时可做，特别适宜在气温较低的季节作为健身运动，而且对女性尤为适宜。从运动量来说，持续跳绳 10 分钟与慢跑 30 分钟或跳健身舞 20 分钟相差无几，可谓耗时少、耗能大的有氧运动。但需要指出的是，跳绳只适用于早期轻度的糖尿病患者，而且在跳绳时还必须掌握科学的方法，在运动前需咨询医生。

轻度糖尿病患者跳绳起跳和落地最好都用脚尖，同时脚尖和脚跟需用力协调，防止扭伤。切记不能用脚后跟着地，否则长时间跳跃会损伤脚踝和脊柱等。膝盖要微曲，这样可以缓和膝盖和脚踝与地面接触时的冲撞，防止受伤，最重要的是避免跳起后两脚往前伸。跳绳时不必跳得过高，以能让绳子通过为宜。当跃起时，不要过度弯曲身体，要做出自然弯曲的姿势。跳时，呼吸要自然有节奏。

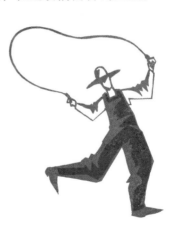

特别提醒

彭女士患糖尿病已七年有余，医生告诫：如果不减肥和控制血糖，会引起好多麻烦。彭女士不得已开始运动减肥。她选择的是跳绳减肥，并且每天坚持，三个月过后，体重明显下降，血糖也比以前平稳，效果很明显。但意想不到的是彭女士却发现自己的眼睛模糊，视力开始下降，到医院检查后，结果让她大吃一惊：她竟然出现了视网膜脱落，面临失明的危险！原来，因为糖尿病，她早已出现严重的眼底病变，而她又选择了跳绳来作为运动方式，在不断的跳动、震荡中，病变的视网膜无法承受这些冲击，出现了脱落。后来医生告诫彭女士：中、重度的糖尿病患者是禁忌跳绳运动的。

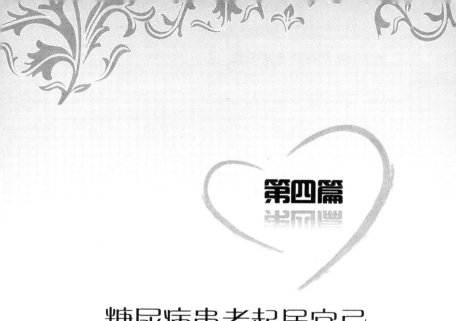

第四篇

糖尿病患者起居宜忌

糖尿病患者洗漱沐浴宜忌

民谚中有"冷水洗脸，美容保健；温水刷牙，健牙固齿；热水泡脚，胜吃补药；若要身体好，经常要洗澡"的说法。经常坚持洗浴洁身，可清除污垢，疏通气血，促进机体的新陈代谢，是卫生保健、防病祛病的重要方法。糖尿病患者在洗浴保健中，除提倡经常洗脸、洗手、刷牙外，尤要重视全身洗浴保健。

宜冷水洗脸

糖尿病患者用冷水洗脸有益于身体健康。用冷水洗脸，会使皮肤的毛细血管收缩，经过1分钟以后，即出现反射性充血，加速血液循环，因而可以增加皮肤的新陈代谢。特别是在冬季，脸面汗腺孔收缩，如果用热手摩擦，会起到保健作用。同时，冷水洗脸还能增强皮肤的营养，促进皮脂分泌；可以兴奋神经，从而使人精神焕发，更好地开始一天的生活和工作。

宜温水刷牙

糖尿病患者刷牙用水，最适合的是温水，特别是患有牙齿过敏、龋齿、牙周炎、口腔溃疡、舌炎、咽炎的患者，冷热刺激，都会诱发或加重病情。温水是一种良性保护剂，不论口腔、牙齿、咽喉，有病无病都很适用。且用温水含漱，会感到清爽、舒服，使口腔内的细菌、食物残渣更易清除。医学专家对牙齿生态的调研显示，刷牙的水温在35℃~36℃最为适宜，水温过热或过冷都会刺激牙齿和牙龈，引起牙髓出血和血管痉挛，甚至会导致牙周炎、口腔溃疡等病症。

 宜温水沐浴

温水沐浴不仅可洁身除垢，而且可疏通气血，促进机体新陈代谢，防病祛疾。一般沐浴30分钟左右为宜，水温取39℃~50℃左右。温水沐浴对中老年人是很好的保健方法，有许多患有慢性疾病的中老年人就是由于经常用温水沐浴，对恢复健康起到了促进作用。

 忌洗桑拿浴

糖尿病患者不宜洗桑拿。因为一般的桑拿室通风不好，室内二氧化碳浓度比一般居室要高2~5倍，过高的二氧化碳浓度对糖尿病患者显然不利。其次，桑拿室内温度过高，人大量出汗，引起脱水，可使血液浓缩，易引起血栓形成；加之皮肤血管扩张，心跳加快，体力消耗过大，易引发低血糖而晕倒。需要说明的是即使天气变冷，糖尿病患者也不宜蒸桑拿。

🌳 应慎洗冷水浴

俗话说："要想身体好，每天冷水澡"。很多人洗过冷水澡之后都觉得神清气爽，甚至一年四季坚持洗。那么，洗冷水澡到底对糖尿病患者好不好呢？对于大部分健康人来说，如果洗冷水澡的方法正确，是有利于健康的。这是因为，刚开始洗的 1、2 分钟，会使皮肤血管收缩，血液流向内脏，但 2、3 分钟后，身体适应了这种温度，血液会重新分配，回流到皮肤，整个过程就像给血管做"体操"一样，不仅可以增强抵抗力，还会增强血管弹性，预防动脉硬化。其次，用冷水洗澡，神经系统明显受到刺激，导致心跳加快、呼吸加深、血流加速，既能促进新陈代谢，还会使皮肤变得柔软、有弹性。此外，洗冷水澡还有助于增强消化功能，对慢性胃炎、胃下垂、便秘等病症有一定的辅助治疗作用。然而对于有糖尿病的患者来说，早期和较轻的糖尿病患者可在医生指导下进行，较为严重的糖尿病患者则不宜进行冷水浴锻炼，不适当地进行冷水浴常可导致严重的不良后果。

🌳 应慎洗温泉浴

温泉中富含多种有益人体健康的微量元素，对恢复疲劳、养颜美容等具有一定的功效。但泡温泉虽好，也不是人人适宜，糖尿病患者就应该谨慎些。因为温泉温度高，泡温泉时血管舒张，容易出汗，易引起血糖变化。如果糖尿病患者血糖控制得不好就去泡温泉，很容易出现意外。而注射胰岛素的糖尿病患者，如果泡温泉，会使胰岛素吸收加快，出现低血糖反应。同时，皮肤长时间浸泡在很热又酸性高的温泉水中，受泉水中硫磺或矿物质刺激，能使皮肤变得干燥及发痒，有人将其称为"温泉皮肤炎"。

 特别提醒

糖尿病患者在血糖稳定的情况下可短时间地泡泡温泉，泉水温度不宜超过 40℃，最好每 15 分钟起来休息一下，及时补充水分。泡完温泉后，要尽快擦干身上的水，因为温泉中可能含有硫磺或碱，留在身上会刺激皮肤，引发皮肤炎症。最好能用清水淋浴，不要用香皂或沐浴露，不要用力搓擦，尤其是腋下、胯部、肚脐周围、四肢皮肤的皱褶处，因为泡过温泉后，这些部位的皮肤更加脆弱。

糖尿病患者睡眠的宜忌

人的三分之一时间是在睡眠中度过的，充足良好的睡眠是保证身心健康的重要因素，但睡眠时间存在着明显的个体差异。糖尿病患者要以醒来全身舒适、疲劳消除、精力恢复为准，并根据季节进行有规律的调节：春夏迟睡早起，秋时早睡早起，冬日早睡迟起。糖尿病患者还要制订合理的作息方案，无论中年人或老年人，每天睡眠都不应少于8小时，午饭后1~2小时内，另加1小时午睡。饭后不应立即就寝，因为此时迷走神经活动增强，而迷走神经的兴奋会抑制心跳，甚至会出现心跳骤停现象，这对糖尿病患者有潜在危险。睡觉要注意体位，因为心脏在胸腔偏左侧，仰卧或左侧卧位时对心脏搏动不利，适当的睡姿应是右侧卧位，双腿稍有屈曲。

糖尿病患者的起居宜忌

　　糖尿病患者科学的起居对疾病的发展及愈后有十分密切的关系。科学的起居方式对糖尿病患者具有非常好的保健作用，同时能够提高其他疗法的治疗效果。所以，自古以来，医学专家都非常重视糖尿病患者起居方式的调整。因为这种科学的方式大多简单易行，无论行、立、坐、卧随时可做，不受时间、条件限制。如果平时稍加留意，认真、准确地去做，久而久之，一定会收到健身防病的效果，对糖尿病患者尤其是如此。

应防"黎明现象"

"黎明现象"是指糖尿病患者在清晨出现的高血糖，一般在凌晨3点左右血糖开始升高，持续到上午8~9时。"黎明现象"多发生于1型糖尿病。"黎明现象"的发生与体内多种内分泌激素有关，如生长激素、糖皮质激素和胰高血糖素等，这些激素与胰岛素有相互对抗作用，可使血糖稳定在一定水平，从而保证人体的正常需要。但糖尿病患者的胰岛B细胞已受损害，当生长激素和糖皮质激素的分泌在午夜逐渐升高时，糖尿病患者不能分泌足量胰岛素来抵抗，因而就会出现黎明时血糖异常升高。糖尿病患者一旦确诊出现"黎明现象"，要在医生指导下进行降糖药物的调整。如果注射胰岛素，则应将早餐前胰岛素注射提前到清晨6时，或将晚餐主食分1/3量到睡前吃，并在进餐前注射胰岛素。

 应防便秘

便秘对普通人来说大多只是一个一般的毛病，但对于糖尿病患者而言，却是一个应予重视的症状。这是因为糖尿病引起的植物神经病变可导致顽固性便秘而成为一个合并症。排便是机体"清理垃圾"的过程，长期便秘可使"垃圾道"堵塞，导致人体对毒素的过量吸收。另外，人在用力排便时，血压水平较平时可明显增加，而糖尿病患者多有眼底视网膜病变或脑动脉硬化，瞬间腹部用力有可能造

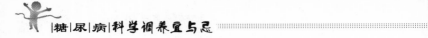

成眼底血管破裂，引起视网膜出血，甚至导致失明，或引起脑中风。

糖尿病患者护脚的宜忌

糖尿病"烂脚"，医学术语叫"糖尿病足"，又称糖尿病肢端坏疽，是糖尿患者常见的慢性致残性并发症，如果治疗不当最终可导致截肢。调查表明，糖尿病足发病率较高，在糖尿病患者中有 10% 可出现此病，而在糖尿病足中有 5%～10% 需要截肢，占所有非创伤性截肢的 50% 以上。糖尿病足的发生是脚部缺血、神经病变和感染三个因素共同作用所致，这是因为：

（1）糖尿病患者下肢血管易发生动脉硬化、狭窄等病变而导致缺血；

（2）糖尿病患者可因下肢末梢神经病变出现感觉迟钝而不能及时发现脚的破溃；

（3）糖尿病患者皮肤出现特异变化，如皮脂腺缺乏、皮肤干燥无汗使皮肤抵抗能力下降而易受感染。

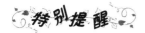

事实上"一失足成千古恨"，糖尿病患者因缺乏有关糖尿病足的知识而导致最终的截肢（失脚），造成终生遗憾的病例并不少见。那么糖尿病足的诱发因素有哪些呢？糖尿病足大多发生在病程5年以上患者，男性多见，常见的诱发因素有穿鞋过紧、脚趾挤压伤、泡脚烫伤、脚癣、小创伤感染、皮肤水疱、动脉血栓、鸡眼、胼胝、修脚外伤、脚畸形等。

应了解糖尿病足

糖尿病足的主要症状是下肢疼痛及皮肤溃烂，从轻到重可表现为间歇性跛行、下肢休息痛和脚部坏疽。病变早期，体检可发现下肢供血不足的表现，如抬高下肢时脚部皮肤苍白，下肢下垂时又呈紫红色。脚部发凉，脚背动脉搏动减弱甚至消失。所谓间歇性跛行就是患者有时走着走着突然感到下肢疼痛难忍，以至不得不一瘸一跛地走路，或者干脆就不能行走，这是下肢缺血的早期表现。休息痛则是下肢血管病进一步发展的结果，行走时下肢供血不足，而休息时下肢也因缺血而疼痛，严重时患者可彻夜难眠。病情再进一步发展，下肢特别是脚上可出现坏疽，创口久久不愈。按坏疽表现的不同，可分为湿性、干性和混合性三种。坏疽严重者不得不接受截肢而致残。

🌳 应记护足要诀

（1）糖尿病患者每次穿鞋前一定要注意仔细检查鞋子内有无坚硬的异物，以免磨损脚部皮肤导致受伤；勿赤脚穿凉鞋，应穿软帮、软底、大小合适的鞋，不要穿窄小挤脚、硬底硬邦的皮鞋，以免挤压脚部，使血液循环不良。

（2）糖尿病患者应穿吸水性好、透气性好的棉制品袜子，袜口不能太紧，应每天换洗。

（3）糖尿病患者剪趾甲时，不可剪得太深，以免损伤皮肤，造成甲沟感染。

（4）糖尿患者需要经常检查脚部是否有水泡、红肿、变色、摩擦伤、抓伤；勿使用硬膏、鸡眼膏或有腐蚀性的外用药物，以免发生皮肤损伤；对于小的伤口，避免使用碘酒等强刺激性消毒剂，不要用甲紫、红汞，以免遮盖伤口感染的征兆。

糖尿病患者足歌

糖尿病足不可怕，四季护航战胜它。

清洁卫生常有规，宽松鞋选鞋垫加。

穴位脏器在脚心，增强免疫多摩擦。

远离心脏血供差，寒冷暖鞋厚袜穿。

运动常规持以恒，神经末梢可改善。

气温干燥时间长，皲裂冻疮防感染。

（佚名）

 忌凉水洗脚

　　脚是血管分支的最末梢部位，脂肪层薄，保温性差，脚底皮肤温度是全身温度最低的部位。如常用凉水洗脚，会使脚部进一步受凉遇寒，再通过神经的传导而引起全身一系列的复杂生理反应，最终可能导致各种疾病缠身。还有一个原因是：脚底的汗腺较为发达，如果突然用凉水洗脚，会使正常运转的血管组织剧烈收缩，有可能导致血管收缩舒张功能失调，诱发肢端动脉痉挛，引发疾病，如红斑性肢痛、关节炎和风湿病等。所以糖尿病患者不宜用凉水洗脚。

 睡前宜温水泡脚

　　糖尿病患者每天晚上睡前可用 40℃ ~45℃ 的温水泡脚 15~20 分钟，洗脚后用干燥的纯棉毛巾擦干，包括脚趾间的皮肤，以保持脚部的清洁与血液流通，清洗时切忌水温过热，以免烫伤皮肤。若在泡脚的同时，再对足心穴位进行自我按摩、热敷，还有消除疲劳、有助睡眠、祛病强身之功效。温水泡脚对中老年人的便秘也有一定的辅助治疗作用。

忌走卵石路

李师傅患糖尿病 20 年了，在医生的指导下，他的病情控制得不错。现在退休了，经常和孙子们爬山、踢毽子，的确过得挺好。不久前和孙子们去公园玩，看晚辈们和其他的老人兴致勃勃地踏石子路，心一痒，也跟着赤脚踏石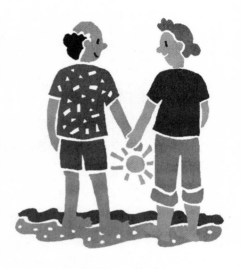子路。没过几天，李师傅洗脚，发现脚出现轻微溃烂，心中一惊，赶紧去了医院。医生一看就怪李师傅不注意保护双脚。医生说，糖尿病患者的双足是最需要保护的，由于它们对外界刺激不敏感，万不可故意去踩卵石路。如果不加注意，很多时候损伤了也不知道，又由于愈合能力降低，造成伤口继续发展，感染溃烂，不少人甚至发展到要截肢的地步。

忌用按摩鞋垫

鞋垫如今花样繁多，不但有化纤、纯棉、真皮、亚麻等，还出现了按摩保健鞋垫。一只脚上就有几十个反射区，人体的主要器官，如心、肝、肾等，在脚上都有相应的反射区，但鞋垫上的按摩点是"撒网式"的，缺乏针对性，对脚的按摩可能有一点作用，但是保健作用不大。鞋垫上的按摩点如果硬了，垫在脚下会硌脚，时间长了会对脚造成伤害；如果太软，按摩的作用又不能突出。另外，如果穿着不当，还会使脚部皮肤增厚，有时甚至会起到副作用。况且按摩鞋垫也不是人人皆宜的，糖尿病患者由于容易并发血管、神经病变而易引发糖尿病足，脚部皮肤非常容易破损，且破损后不易愈合。因此，糖尿病患者应避免使用按摩鞋垫，以舒适的纯棉鞋垫为首选，以免按摩鞋垫摩擦引起脚底皮肤破损、感染。

🌳 应注意脚部保暖

俗话说"寒从脚下起"，尤其是中老年糖尿病患者气血功能衰退，脚部对温度比较敏感，如果不小心受凉，会反射性地引起鼻黏膜血管收缩，引起感冒。从现代医学观点来看，人的脚掌有丰富的血管和神经，与神经中枢和人体各部分脏器相关联，但由于离心脏最远，很容易出现血液循环方面的障碍，如果受凉更会影响人体血液循环。加之脚部表面脂肪层薄，保温性能差，所以容易受寒冷的侵扰。因此，糖尿病患者平时应注意脚部保暖，以防感冒发生。

糖尿病患者皮肤护理宜忌

糖尿病患者由于血糖较高，导致微血管壁受损、组织营养不良，使皮肤的抵抗力下降，容易出现皮肤的感染，包括细菌、真菌的感染，而感染后又不易愈合，带来医疗经济负担，也带来痛苦。因此糖尿病患者必须做好日常的皮肤护理，要做到以下几点：

应防皮肤病

糖尿病患者易患皮肤病，细菌活跃且繁殖能力强，而高血糖不仅会使血液中中性粒细胞活动缓慢、吞噬力差、杀菌能力降低，还会降低机体形成抗体的能力。尤其是在天气炎热时，容易发生皮肤瘙痒和感染，并使感染迅速扩散和蔓延，引起高热、寒战和四肢无力，甚至危及生命。所以专家提醒糖尿病患者，每天应检查和清洁皮肤，尤其警惕新近出现的溃疡、红斑和皮肤破损并认真处理。要保持皮肤的清洁，要勤洗澡，勤更换内衣。内衣要以棉质为好，要宽松、透气性好。要勤剪指甲，以免长指甲伤到皮肤，剪指甲时不要剪的太深，避免剪伤皮肤。

特别提醒

糖尿病患者如果皮肤出现真菌感染，要在医生的指导下，给予抗真菌的药物。如果出现皮肤的化脓性感染，如疖、痈等，不能自己挤压，要在医院就诊，进行换药，以免感染扩散。皮肤如果出现水泡，面积较小，可以用无菌纱布加压包扎，面积较大的，可以到医院在无菌技术操作下，穿刺水泡减压后再包扎。

🌳 忌抓挠皮肤

中老年糖尿病患者由于皮肤末梢神经营养不良，油脂分泌随年龄的增长逐渐减少，因而皮肤常会因干燥而瘙痒，若不正确处理，一味搔抓，非但不能解决问题，反而可能因皮肤被抓破造成细菌感染，进而导致组织坏死等严重后果。所以专家提醒，糖尿病患者一旦患了皮肤瘙痒，切忌搔抓，而应每天用温水冲洗，擦干后外涂止痒剂和相应的消炎药物；发现有脓包、疖肿等应及早就医。再者，被蚊虫叮咬后也不可随意搔抓，可使用花露水等止痒。

糖尿病患者四季调养宜忌

自然界的阴阳消长运动,影响着人体阴阳之气的盛衰,人体必须适应大自然的阴阳消长变化,才能维持生命活动。如果不能适应自然界的这种变化,就会引发疾病,甚至危及生命。因此,顺应自然界阴阳消长规律进行保健,是糖尿病患者季节保健的基本原则,同时还要注意不同时节的生活宜忌。

春季宜养其肝

"春夏养阳,秋冬养阴",是我国古代医学家根据自然界四季变化对人体脏腑气血功能的影响而提出的养生原则。春日养阳重在养肝。五行学说中,肝属木,与春相应,主升发,喜畅达疏泄而恶抑郁。所以,养肝首要一条是调理情志,春天应注意情志养生,保持乐观开朗的情绪,以使肝气顺达,起到防病保健的作用。另外,春天人体肝气相对旺盛。这时,"性气不定,性如小儿"的老年糖尿病患者,更应注意心理调养,要常嬉游于万花之隅,沐浴明媚春光,或者借助春天宜人的气候,旅游踏青,可预防独坐孤眠所生的抑郁困倦,激发对生命的珍惜和对大自然的热爱。

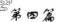

 春季应防过敏

春天风大，空气干燥，百花盛开，花粉、花絮、灰尘、煤烟、霉菌等随风飘荡而布满人们生活的空间。过敏体质者，吸入致敏物后易发生过敏性哮喘、荨麻疹及枯草热等病。所以应保持环境卫生，避免接触过敏原。对花粉过敏者应该尽量躲避花粉，加强个人防护措施，避免与花粉接触，防止吸入致敏花粉。当患者在户外或人群集中的地方活动时，应带上口罩，也能起到预防传染性疾病的作用。

夏季宜养其心

夏季炎热难耐，中医认为糖尿病以阴虚燥热为本，许多患者多表现为五心烦热（即手足心热，胸中烦热），夏季更觉周身热甚，因此糖尿病患者夏季的养生重点是调息静心，劳而不倦，慎防中暑感邪。有条件的糖尿病患者，可到风光秀丽的山林海滨消暑避暑，或垂钓于树下水边，或到清静凉爽的地方散步做操，练功打拳，或品茶、奕棋、书画于书堂静室，以调节心气，陶冶情操，防止心火内生。早晨，曙光初照，空气清新，可到草木繁茂的园林散步锻炼，吐故纳新。傍晚，若漫步徜徉于江边湖畔，习习的凉风会使你心静如水，神怡如梦，涤尽心头的烦闷，暑热顿消。

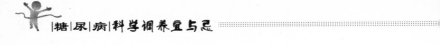

夏季慎喝绿豆汤

有的人认为糖尿病患者应该多吃豆制品，实际上这种认识不完全正确。豆制品会使血尿酸增高，容易发展为痛风病。所以说糖尿病患者如果在夏天里非常想喝绿豆汤，那应该喝熬得比较淡的绿豆汤，最好只喝汤水，不吃绿豆。

秋季宜防"秋愁"

"愁"字是由"秋"和"心"组成的。秋天凉爽宜人，但气候干燥，气温变化不定，冷暖交替，常会给糖尿病患者带来心理、生理上的不适。尤其是身临草枯叶落的深秋，对大多糖尿病患者来说，心中常会有凄凉、苦闷之感，易产生消沉的心绪。所以说糖尿病患者此期要慎防受秋风落叶景象所染的悲戚之情。尤其是对于那些伤年华流逝、痛亲朋千古、叹此生碌碌者，常会发生腹胀气滞及情绪低落。因此，糖尿病患者秋季讲究精神调养至关重要，因为不良情绪波动能使血糖上升。

冬季忌受寒

一般说来，四季当中冬季血糖水平最高，夏季血糖水平最低。冬天是糖尿病病情最易加重和并发症的多发时节，所以，在冬天来临之际，尤其是要注意寒冷，寒冷会刺激交感神经，使血糖升高、血小板聚集而形成血栓，使血压升高、冠状动脉痉挛，诱发心肌梗死、脑出血等。如果气温缓慢下降，人体能逐渐适应这种变化，但是如果天气骤然变冷，人们便往往不能适应这种天气变化，糖尿病患者尤其是老年糖尿病患者便会发生不良生理反应，如血糖、血压升高，从而使得心脑血管疾病的发生率明显升高。因此糖尿病患者应注意御寒保暖，及时添加衣服。

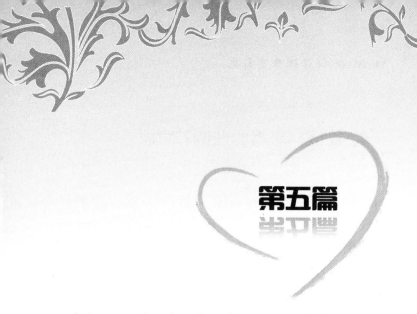

第五篇

糖尿病患者心理调护宜忌

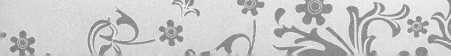

糖尿病患者心理调节宜忌

　　一个人情绪的好坏，同疾病的发生、发展和转归变化，有着十分密切的关系。一般来讲，人在愉悦的时候，不论做什么事情，都觉得称心如意，即使患病也易于康复。相反，人在悲哀的时候，总是伤心流泪，感到心灰意冷，悲观绝望，看世界的一切都是灰暗色，此种心境容易使人患病，而患病后也难于复原，甚至使病情加重。临床观察发现，大多数糖尿病患者除了有多饮、多食、多尿、消瘦以及血糖增高这些大家都熟悉的症状外，还不同程度地存在着精神、情感、性格等方面的障碍和情志活动的异常，如忧思过度、心烦不安、紧张恐惧、急躁易怒、悲伤易泣等。这些都对患者的健康十分有害。因此，调节好心理是糖尿病患者的必然之举。

宜消除紧张情绪

　　有的患者在确诊患有糖尿病之后，便把注意力集中在疾病上，身体稍有不适便情绪紧张，猜疑血糖是否上升了，是否发生并发症了，终日忧心忡忡；有的患者看了一些有关糖尿病的科普读物，或报纸杂志上的科普文章，便把自己的个别症状及身体不适进行"对号入座"，怀疑出现并发症，自己病情加重，疑虑越多，血糖反而越高，病情反而加重，终日心烦意乱，无所适从。有的患者因为猜疑过多，对治疗失去信心，往往借酒消愁，借烟解闷，使原来不太高的血糖骤然升高，使原本不太重的病情日趋加重。对此，应从认识，正确看待出现的异常，多与病友交换看法，吸取有益的信息，消除紧张情绪。

 忌急躁易怒

有的糖尿病患者，易动肝火，对周围环境感到烦躁，常会因生活中的一点小事而发火，遇到不顺心的事或工作学习稍不如意就缺乏自制力和耐心。这种患者在临床上常常不能按医嘱进行计划治疗。一旦病情反复，不是责怪医者无能，就是埋怨家属照顾不周，所以病情总是反复无常，甚至加重。所以，心理医生告诫糖尿病患者：遇到不满意的人和事，要进行"冷处理"，避免正面冲突，遇事要想得开，切忌生闷气或发脾气。

宜怡悦开怀

糖尿病患者应乐观爽快，思想上既不麻痹大意，掉以轻心，也不过分紧张，对疾病抱有正确的态度，对治疗疾病有充分的信心，情绪安定平稳，不悲伤、不消极，积极配合医护人员进行治疗，病情才容易好转，或趋于稳定，不再发展。而无乐观向上心态的糖尿病患者在患病后，特

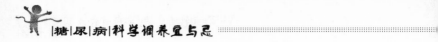

别是当出现多种并发症时，如糖尿病肾病尿毒症，往往对治愈疾病丧失信心，终日愁眉苦脸，垂头丧气，暗自饮泣，甚至出现厌世观念，认为生不如死，绝望而轻生自杀。因此，只有怡悦开怀，心情舒畅，情思如意，然后配合服药，方能取得良好的疗效。否则，服药再多，也收效甚微。

糖尿病患者宜选的娱乐项目

娱乐疗法是用文体活动来治疗疾病的一种方法。在2000多年前的中医古籍中就有五音治病的记载。对糖尿病患者，可根据其爱好与身体状况选择娱乐活动项目，如唱歌、跳舞、下棋、打牌、听音乐、写诗、绘画、弹琴等，通过这些娱乐活动，增进人际关系，增加生活情趣，陶冶性情，消除紧张忧虑状态，而达到改善糖尿病症状的目的。娱乐疗法辅助降糖的作用是肯定的，只要方法正确，患者积极参与，一定会取得好的疗效。

宜常听音乐

轻松悠扬的乐曲可以使人心境趋于平静，消除烦恼，这样的心理环境有利于克服胰岛素抵抗，增加受体的敏感性。因为胰岛素的抵抗因子有：五羟色氨、肾上腺素、儿茶酚氨等，都是在应激状态或精神紧张的情况下产生的，轻松愉快的心境是摆脱这些不良心态的最好办法。欢快的音乐令人精神焕发，可以调动机体各部位的活力，使之处于优良状态，改善全身代谢，降低血糖。需要指出的是，音乐虽说有助于糖尿病患者降低血糖，但音乐疗法在应用时应注意以下原则：糖尿病患者音乐的选择应根据个人的情况有所不同，神情忧郁者应选欢快舒畅的；情绪低迷者应经常听一些振奋激昂的；心烦急躁者，应选择轻松悠扬的乐曲。

 宜常园艺劳作

糖尿病患者从事园艺活动，即对蔬菜、果树、花卉和观赏树木等植物进行栽培管理。从中，可获得的好处甚多：辛勤的劳动可获得果实，并经常吃到新鲜而有营养的东西，饱尝亲手栽培的乐趣；园艺劳动时，肌肉可得到锻炼；人在充足的阳光和清新的空气中会感到生气勃勃、精神焕发；那迷人的绿色和花香，会给人带来心情的喜悦和情绪的升华，能从绿色的环抱中得到情绪的理抚和精神的愉悦，令人在清新、馥郁的芳香之中，得到性情的陶冶和唤起美好的回忆，可促进患者增强信心，使疾病好转。国外曾有人对园艺劳作对降糖的作用进行过研究，发现经常进行园艺适度劳作的糖尿病患者，他们的血糖水平易于得到控制。

宜常练书画

书画疗法是指通过练习书法、绘画来达到治病养生目的的一种疗法。从生理活动方面来看，习书法、作画时头部端正，两肩平齐，胸张背直，两脚平放。此时精力集中，宠辱皆忘，心正气和，灵活自如地运用手、腕、肘、臂，调动全身的气和力，使全身血气通融，体内各部分机能得到调整，使大脑神经兴奋和抑制得到平衡，促进血液循环和新陈代谢，并能使全身肌肉保持舒适状态。

　　书画疗法的降糖作用主要与书画疗法可以调节情绪、疏肝理气、平肝潜阳有密切关系。当人们挥毫之时或潜心欣赏书画时，杂念逐渐排除，因而可以使郁结的肝气得以疏解，上升的血糖得以降低。有人将经常练习书画者与初学书画者进行对照观察，结果两组血糖均有不同程度的下降，但经常练习书画者的降糖程度明显优于初学书画者。

特别提醒

　　糖尿病患者进行书画练习没有严格的禁忌证，只需注意每次练习书画时间不宜过长，以 30~60 分钟为宜，不宜操之过急。绘画时要注意自己的心情，若情绪不良时不必勉强；劳累之时或病后体虚时，不必强打精神。本已气虚，再耗气伤身，会加重身体负担，不易恢复。饭后不宜立即写字作画，饭后伏案会使食物壅滞胃肠，不利于食物的消化吸收。

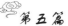

🌳 宜常垂钓

从运动医学、运动心理等方面分析，垂钓健身对糖尿病患者血糖控制具有许多好处。

一是垂钓具有运动的特征。从垂钓姿势上说，时而站立，时而坐蹲，时而走动，时而又振臂投竿，这就是静中有动，动中有静。静时可以存养元气、松弛肌肉、聚积精力。动时可以舒筋活血、按摩内脏。如此动静结合，刚柔相济，就使人体内脏、筋骨及肢体都得到了锻炼，增强了体质。

二是垂钓能使人快乐。当一条活蹦乱跳的鱼儿被钓上来后，会使人欣喜万分，心中的快乐难以言表。鱼儿进篓，又装饵抛钩，寄托新的希望。因此，每提一次竿，无论得鱼与否，都是一次快乐的享受。此种乐趣冲淡了人们精神上的忧虑，患者处于这种精神状态中，必然有利于疾病的医治和病情的好转。

三是垂钓使人放松心身。垂钓者从充满尘烟、噪音的城市来到环境幽静的郊外，与青山绿水、花草虫蝶为伴，与鸟语、青蛙、虫唱、流水、鱼闹、林喧为伍，就有心情轻爽、脑清目明、心旷神怡之感。而垂钓时全神贯注，直视鱼漂，又能诱使垂钓者迅速进入"放松入静、恬淡虚无、安闲清静"的状态，可以松弛心身，从而有利于血糖的控制。

🌳 宜参加舞蹈活动

舞蹈可使糖尿病患者情绪安定，心情舒畅，缓解工作和生活中的紧张、焦虑和激动，使大脑皮质、血管运动等神经中枢的功能失调得以缓解，促使糖尿病患者血糖降低。中国民间有秧歌舞、绸舞、剑舞、龙舞、狮子舞、高跷及腰鼓舞等。集体舞蹈除了用于各种节日庆祝活动外，多具有健身的意义，具有促进身心功能康复的作用。舞蹈适合早期糖尿病患者，可用来调理身心，控制血糖。需要指出的是跳舞用于治疗糖尿病，须根据民族、地区及个人爱好等选择合适的舞蹈内容。以病者喜欢、易学易行并适合病情及个人体质状况等为原则，不必追求舞蹈的艺术性，仅以愈病为目的。凡心脏病患者及年迈体衰者，舞蹈活动时间不宜过长，更不能进行过于剧烈的、动作复杂难度大的舞蹈活动。在一个疗程中，舞蹈活动或观赏舞蹈的内容可在同类范围内经常变换，以免单调乏味，但适合个人需要的原则不变。舞蹈活动宜在饭后半小时之后进行，过于剧烈的舞蹈则至少应在 1 小时之后进行。糖尿病患者进行舞蹈的时间要有所控制，宜每天 1 次，每次 30~60 分钟。

糖尿病患者娱乐的禁忌

　　糖尿病患者娱乐疗法应本着自愿参加的原则，若迫使患者参加其不感兴趣甚至厌恶的娱乐活动，则会适得其反；

娱乐活动要因人而宜，要考虑到患者的不同经历、性格特点、爱好和病因，选择较合适的娱乐方式；内容应健康、活泼、积极向上。另外糖尿病患者娱乐还应注意以下几点。

 不宜打麻将

打麻将不利于糖尿病患者。糖尿病患者常伴有血糖、血脂等一系列代谢紊乱，良好的血糖控制需要良好的生活方式，如规律的饮食、运动及愉悦平和的心理状态。打麻将的人易上瘾，常常达到废寝忘食的地步，根本做不到糖尿病饮食所要求的"定时、定量、定餐"。

另外，打麻将时因为输赢常伴情绪的剧烈波动，易致严重的高血糖、高血压，甚至引发脑卒中。有些人"麻瘾"上来，欲罢不能，通宵达旦，严重影响了血糖、血脂的控制。

糖尿病患者多便秘，打麻将时久坐不动使肠蠕动减慢，更不利于便秘的解决；同时久坐不动使血流更趋缓慢，易引发脑梗死、心肌梗死等严重并发症。另外，糖尿病患者本身骨质疏松症发病率增高。打麻将时长时间俯视，不注意颈椎和腰椎的活动，使得患颈椎病、腰椎病的机会大大增加。

 娱乐宜选择环境

KTV、夜店等都是当今人们普遍的娱乐活动，特别在节日期间，是许多人通宵或长时间地唱歌、跳舞的时刻。有的人就会出现头昏、头痛、眼花、记忆力减退、肢体麻木等症状，说明不良的娱乐环境会使人体免疫功能下降，平衡失调，乐极伤身。经常处在烟雾缭绕、空气污染的娱乐场所，还容易引起呼吸系统的疾病，平时有糖尿病、高血压病、动脉硬化等疾病的患者，在这样的环境中玩乐易促使血糖、血压升高，甚至发生猝死。对于出游的老年人，当面对景点惊险刺激的娱乐设施时，千万要慎重，切莫跟自己较真，去做危险性的尝试。

糖尿病患者旅游宜忌

糖尿病患者外出旅游，对增强心肺功能，改善糖脂代谢，防治并发症大有益处。但糖尿病患者外出旅游除了必须事先到医院进行相关检查（包括进行空腹血糖、餐后2小时血糖检查和心电图检查，以便了解自身血糖控制情况及心脏功能）外，还需注意以下几点。

宜科学保存胰岛素

胰岛素在30℃以上温度时会被破坏，所以不宜置于此类环境中。糖尿病患者乘坐飞机时，胰岛素应放在随身携带的手提袋中，不应放在被托运的行李中，因为航空货舱中的高温会使胰岛素发生变性。到气候炎热的地区去旅行应将胰岛素储存在冷水瓶中，到宾馆饭店后应及时存放于房间的冰箱中。

🌳 宜科学爬山

爬山是一种健身运动，对于糖尿病患者，可据病情和身体状况而选之。这里要强调的是科学的爬山，要遵照医嘱行事。爬山时间最好控制在 1 个小时以内，而一般爬山者往往有可能耗上 2~3 个小时的时间，对于糖尿病患者则为不妥。糖尿病患者爬山忌出现疲劳发困现象，因为长时间的疲劳会损害患者的身体健康。另外注意要在身体允许的条件下攀登，不可和人较劲；做好充分的准备，如最好携带巧克力、糖果、饼干等小零食。巧克力是较好的应急食物，因其溶化快、吸收好，能及时补充热量，可防止低血糖，另外不要忘记科学补水。如果感到双脚疼痛、胸闷气短、发冷汗等低血糖症状，则应停止爬山，就地调理。

第六篇

糖尿病患者自疗就医宜忌

糖尿病宜采用的治疗原则

糖尿病患者治疗的主要目的是将血糖控制到一个适当的水平，最大限度地防止出现并发症或降低其严重程度，保证患者的生活质量。糖尿病患者的年龄、病变性质、病变严重程度各不相同，有的患者甚至还有其他严重并发症。所以，治疗方案必然不尽相同。也就是说，治疗糖尿病不会有一个固定的模式，但应遵循一些基本原则，主要有以下几个方面。

治疗应因人而异

糖尿病的病因复杂，发病原因有所不同，患者的具体情况也有所不同，所以糖尿病患者治疗原则的一个重要方面是要强调原则性与个体化相结合，不同的患者应当采取不同的方法，要因人而异，治疗方案应切实可行。糖尿病是一种慢性疾病，在这样一个漫长的过程中，如何保证不同患者正常生活，维护健康，是糖尿病治疗的一个非常重要的问题，只有根据每个人的具体情况具体分析，治疗才会取得满意的效果。同时，每位患者亦应在养病过程中，认识并把握好自身的防治疾病的规律，懂得如何自我保健。这是使治疗个性化的最好保证。

重在克服胰岛素抵抗纠正代谢紊乱

糖尿病的基本病理变化是胰岛素绝对或相对分泌不足所引起的代谢紊乱，因而纠正代谢紊乱，促进胰岛 B 细胞功能恢复，消除胰岛素抵抗是治疗糖尿病的基本策略。糖尿病持续高血糖等代谢紊乱，可导致心、脑、肾、血管、视网膜、神经系统等组织器官出现严重的并发症。糖尿病并发症所导致的死亡已成为糖尿病的主要致命原因。因此，如何减少并发症的发生，并对已出现的糖尿病并发症进行适宜的治疗，就成为糖尿病治疗领域的重要内容。

🌲 **应强调中西医结合**

中西医结合治疗糖尿病，可取长补短，使患者的胰岛素抵抗和代谢紊乱得到纠正，症状迅速得到改善，并抑制其并发症的发生和发展，可以说中西医结合是治疗糖尿病的最佳方案。在临床上，对轻、中型糖尿病患者在饮食疗法和运动疗法的基础上，尽可能用中药治疗（汤剂或丸、散剂），以发挥其长处；对病程较长、血糖较高的中、重型患者，则宜用中西医结合的治疗方法，以西药控制血糖，辅以中药，既可减少口服降血糖西药的副作用或

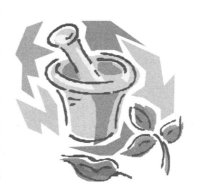

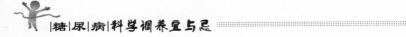

胰岛素的用量，又可改善机体代谢及微循环等状况，缓解症状，共同抑制或延缓合并症的发生和发展。

特别提醒

中医将糖尿病分为上消、中消、下消三型。上消型以多饮为主，小便较多，色黄，咽干灼热，食量如常，舌红少津，苔黄而干，多采用生津止渴、清热润肺的方法调整。中消型常以多食易饥为主，伴有口渴多饮，口苦，口臭，口干，小便频，大便干结，宜清胃泻火、养阴生津。下消型以小便频多为主，一般采用滋阴补肾、清热降火的方法调理。

糖尿病的诊断标准

糖尿病的诊断标准目前使用的是世界卫生组织 1999 年的推荐标准：血糖检测是诊断糖尿病的重要手段，当有糖尿病症状或怀疑自己患糖尿病时，应检验血糖，从而可得知自己是否患有糖尿病，以尽早采用相应的预防、治疗措施。

1.确诊为糖尿病

（1）具有临床典型症状（多饮、多尿及不明原因体重下降），空腹血糖≥126mg/dL（毫克/分升）[7.0mmol/L（毫摩尔/升）]或餐后血糖≥200mg/dL（11.1mmol/L）。

（2）没有典型症状，仅空腹血糖≥126mg/dL（7.0mmol/L）或餐后血糖≥200mg/dL（11.1mmol/L）应再重复1次，仍达以上值者。

（3）没有典型症状，仅空腹血糖≥126mg/dL（7.0mmol/L）或餐后血糖≥200mg/dL（11.1mmol/L），糖耐量实验2小时血糖≥200mg/dL（11.1mmol/L）。

2. 空腹血糖受损

即空腹血糖高于正常且又低于糖尿病诊断标准。

空腹血糖为110~126mg/dL（6.1~7.0mmol/L）。

3. 糖耐量低减

即指餐后2小时血糖高于正常又低于糖尿病诊断标准。

糖耐量实验2小时血糖为140~200mg/dL（7.8~11.1mmol/L）。

4. 可以排除上述诊断

空腹血糖＜100mg/dL（5.6mmol/L）和餐后血糖＜140mg/dL（7.8mmol/L）。

 ## 糖耐量试验是怎么一回事

葡萄糖耐量即为人体对葡萄糖的耐受能力。正常人每餐的饭量多少不一，而饭后最高血糖总是稳定在 180 毫克 / 分升（10.0 毫摩尔 / 升）以下，2 小时后则恢复到 140 毫克 / 分升（7.8 毫摩尔 / 升）以下。人体全天血糖含量随进食、活动等情况时有波动，一般空腹时的血糖水平较为恒定。体内胰岛素的分泌与血糖多少有密切关系，血糖增高，胰岛素分泌增多；血糖下降，胰岛素分泌减少。胰岛素分泌多少，随着机体的生理需要而进行自动调节，使体内葡萄糖水平维持在正常范围。可见，人体对葡萄糖有着很强的耐受能力，称为人体正常糖耐量。临床采用口服或静脉注射的方法，给予一定量的葡萄糖，以助检查患者的糖耐量情况，称其为葡萄糖耐量试验。

特别提醒

糖耐量降低并非一定是糖尿病。当口服或静脉注射一定量葡萄糖，糖尿病患者（或有关疾病）的胰岛 B 细胞分泌的胰岛素对处理葡萄糖的能力已不如正常人那样迅速有效，表现在服葡萄糖 75 克后 2 小时，血糖超过了 140 毫克 / 分升（7.8 毫摩尔 / 升）以上，血中葡萄糖升高，糖耐量曲线异常，这种状态叫做糖耐量减低。糖耐量的减低，并非意味着患有糖尿病，是有其一定范围的。但糖耐量异常者，要比正常人易发生糖尿病，应引起高度重视。

糖尿病患者就医用药宜忌

糖尿病的严重并发症常使患者致残甚至危及生命，所以应尽可能做到早期发现，积极治疗。这样就要求患者要做好自我管理，定期作一些必要的检查和进行必要的症状观察。另外糖尿病科学用药对于糖尿病治疗有非常重要的作用。部分老年人文化水平不高，旧的观念较多，不正确的观念和用药方法也易在此类人群中乘机传播，有些人治病用药甚至跟着广告走，以致耽误了病情。糖尿病患者就医用药要注意以下宜忌。

糖尿病患者应行症状监测

人生活在社会中，确实是万事难料，如果您一旦患上了糖尿病，不要惊慌，一定要注意观察病情变化，每天做好记录，长期坚持下去，就能掌握糖尿病控制规律：

一是要注意观察、记录自觉症状的变化，如口渴的程度、饮水量；尿量及排尿次数的变化；体力情况，是感到有力量还是乏力易疲劳。上述三项提示糖尿病控制的程度。异常饥饿感、乏力状态，这两点提示低血糖。视力变化、神经症状及皮肤瘙痒；发烧、各种感染、疼痛、水肿等，这些都提示并发症。

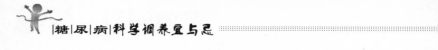

二是要求经常测体重，并记录下来。应晨起排尿后测体重。记录饮食量，要求糖尿病患者定时定量进餐。

三是要自我监测尿糖、尿量、血糖并记录。应于三餐前、餐后 2 小时及睡前测血糖。测尿糖可与测血糖同时进行，亦可餐前观察。其留尿方法为：晚餐后至次日早餐前，早餐后至午餐前，午餐后至晚餐前各段的混合尿液。从每段混合尿取少许置瓶内作检查，余尿弃掉。判断糖尿病控制程度，要根据临床症状和血、尿糖情况综合判断。

应防冠心病

糖尿病是冠心病的危险因素。此外，糖尿病患者并发冠心病时，冠心病的某些临床症状出现的较迟或被掩盖，更应引起患者的重视。因为糖尿病性神经病变可累及神经系统的任何一部分，特别是神经末梢，当患者的神经末梢受损时，痛阈升高，即使发生了严重的心肌缺血，疼痛也较轻微而不典型，甚至没有心绞痛症状，无痛性心肌梗死的发生率高，而且休克、心力衰竭、猝死的并发症也较多，预后较严重。因此，糖尿病患者应在医生指导下，科学地控制血糖，并定期到医院检查心脏，预防冠心病的发生。

应防高血压病

糖尿病患者伴高血压病的发病率为非糖尿病患者的 2 倍，且高峰比正常人提早 10 年出现，而伴有高血压病者更易发生心肌梗死、脑血管意外及末梢血管病，并加速视网

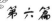

膜病变及肾脏病变的发生和发展。另一方面，高血压病又可加重糖尿病引起的损害。为了打断此恶性循环，糖尿病患者必须积极预防高血压病。如果糖尿病患者已患有高血压病，则应尽量改善机体组织对胰岛素的敏感性，同时还应有效地控制血压，使之达到正常范围内。

应防肺结核

糖尿病患者为罹患肺结核的高危人群，其患肺结核的相对危险度可提高 3~4 倍。老年人患肺结核与糖尿病的关系更是密切，两病一旦并存，相互影响，形成恶性循环，给治疗上带来更大的困难。两病并存时肺结核常难以控制，容易发展成为慢性排菌性肺结核，进而加剧结核病的流行。在糖尿病和肺结核的相互影响中，以糖尿病对肺结核的影响更为重要，临床上亦是以先患糖尿病后并发肺结核为多见。而抗结核药物还有可能导致糖尿病失控，造成抗结核药物选择上的困难，使肺结核得不到及时、有效地治疗。如果肺结核恶化，则又可加重糖尿病，影响糖尿病的治疗效果。所以糖尿病患者宜防肺结核，如有盗汗、咳嗽等症状时，则应引起高度重视，力争早日发现，早日治疗。

应防眼底病

糖尿病易导致眼部微血管循环障碍，并引起严重的眼底疾患。统计资料表明，糖尿病患者中有 50％ 会发生眼底并发症，其中相当一部分人因得不到及时治疗而导致失明。

糖尿病患者的失明率是其他人的 10~20 倍。而糖尿病合并眼底视网膜病变，同病程长短和防治效果有关。据统计，糖尿病合并眼底疾病，糖尿病病程 5 年以内的合并率为 38％左右，病程 5~10 年者达 50％以上，病程 19 年以上者有 69％~90％发生眼底视网膜病变。所以糖尿病患者宜经常检查眼底，力争做到早期发现，早期治疗。

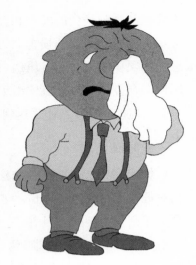

应防白内障

白内障是糖尿病眼部并发症的一种表现。正常晶体是无血管、富有弹性的透明体。当晶体发生改变而变得混浊时，可导致视力下降，看东西模模糊糊，严重的会引起失明，即称为白内障。糖尿病发生白内障可分为两大类：一是为典型的糖尿病性白内障；另一类为一般性白内障。前者又叫真性糖尿病性白内障，较少见，多发生于血糖控制不良的青少年糖尿病患者（1 型糖尿病）。后者与一般老年性白内障相同，早期表现为晶体周边部灰白色混浊，逐渐增多，糖尿病患者比一般老年人白内障发生率高，发病年龄要早，发病速度要快；若血糖控制不好，病程较长的糖尿病患者发病率就更高。所以控制糖尿病有利于防止或延缓白内障的发生和发展。同时，应经常检查眼球，一旦发现有早期的白内障征象，应采取对策治疗之。

 应防口腔疾病

口腔疾病是糖尿病常见的并发症之一。高血糖会导致微血管病变，而口腔、面部血管分布丰富，因此在患糖尿病后，常引起口干、口唇黏膜灼痛、舌面干燥、味觉改变等症状。而且糖尿病患者患牙周疾病的概率也大大增加，常会有牙龈（俗称"牙肉"）充血、肿胀，牙石沉积，牙齿松动脱落等症状。调查结果显示，糖尿病患病时间越

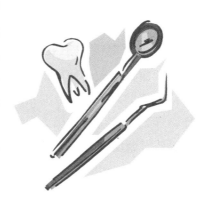

长，口腔疾病发病率越高。因此，糖尿病患者应作为口腔保健的重点人群，在控制血糖的同时，加强牙周病、龋齿、牙髓炎等的防治。

 忌血糖过低

正常人的血糖水平稳定于一个较小范围。当人体血液中葡萄糖水平过低，静脉血浆葡萄糖低于50毫克/分升（2.8

毫摩尔/升）引致一系列的症状时称为低血糖症。

大脑是"吃糖"大户，因为葡萄糖是脑组织活动的主要能源。脑组织活动须依赖源源不断的血糖供应，因此反复发作低血糖或低血糖持续时间较久均会引起大脑功能障碍。低血糖反应轻者觉头昏、出汗、心跳加速、心慌、面色苍白、虚弱、手足震颤、饥饿感。重者说话含糊、语无论次、昏昏欲睡、行为怪异、精神失常，甚至全身抽搐状似癫痫发作，终致昏迷死亡。中老年糖尿病患者低血糖时易诱发心律紊乱、心绞痛、心肌梗死、脑血管意外等严重后果。

预防低血糖的主要措施

低血糖反应是糖尿病治疗不当的反应之一。它并不可怕，只要早期发现，及时治疗，可以迅速缓解，但延误治疗将导致严重后果。因此，所有糖尿病患者及其家属都应警惕低血糖反应并熟识其症状以及自救方法。

（1）在医生指导下每日使用适量的降糖药治疗，并定时检测血糖，及时调整药物剂量，切不可随意增加降糖药量。

（2）按时定量进餐，保持生活起居有规律。当不得已须延迟进餐时应预先进食适量的饼干或水果等。

（3）当进行较长时间的活动如郊游等，应随身带含糖食物，在活动结束后可适当增加饭量或适当减少胰岛素（或口服降糖药）用量。

（4）易发生低血糖者应随身携带含糖食品如硬糖或方糖数颗、饼干数块等，以备低血糖发作时立即服用。要记录低血糖发生的时间、次数，与药物、进餐或运动的关系以及症状体验等，以便把握其发生的一些规律，以利预防，同时及时向医生反映，调整治疗方案。

血糖稳定忌停药

各类中西药、保健品、食品以及其他糖尿病防治手段都无法根治糖尿病，只能控制血糖，延缓糖尿病并发症的发生。如果已经用药的糖尿病患者任意停用药物，血糖将会很快回升。因此，多数中晚期的患者都必须长期服药或打针治疗。早期的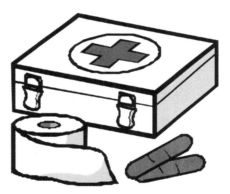患者没有服用过药物和用过胰岛素的，如果病情较轻，经专科医生诊断指导，可通过改变生活习惯、控制饮食、加强运动以达到控制血糖的目的。

不宜拒绝胰岛素

许多糖尿病患者都不愿意打胰岛素，不光是怕打针麻烦，更多是怕一打胰岛素就撤不下来。其实胰岛素治疗是一种很好的疗法，它能有效的控制血糖，保护胰岛功能，防止或延缓并发症的发生，而且副作用小。目前世界各地都在放宽胰岛素治疗的指征。胰岛素的应用更主要是病情的需要。有些患者胰岛功能破坏已比较严重，胰岛素分泌已严重不足，不注射胰岛素已不能控制血糖，另外有些患者存在某些并发症，不适合口服药物治疗，这时使用胰导素治疗就是必然的。现在，多有主张发病早期就使用胰岛素的。打胰岛素的剂量应在医生指导下有计划地监测胰岛素注入量与血糖水平的关系而确定下来，不能自以为是地注入。

🌳 用药前和用药中应查肝肾功能

糖尿病患者用降糖药前应查肝肾功能。因为糖尿病患者患病前有肝炎、肾炎史的较多，有饮酒史的也较多。在肝功能异常时，不能用某些口服降糖药，如双胍类及胰岛素增敏剂，否则有可能导致肝功能衰竭。许多降糖药在肝内代谢，经肾排出，如果肾功能不良，会使药物在体内蓄积，造成过量。因此肾功能不良时，许多从肾排出的磺脲类及双胍类降糖药不能用，此时应慎重选药。同时在用药的过程中，应每2、3个月后复查肝、肾功能，以了解它们的副作用情况，防止出现功能障碍。

糖尿病治疗宜选的中成药

中药治疗糖尿病的作用是缓慢的，就单一降血糖的作用而言不如西药。在治疗糖尿病时，西药加中药与单用西药相比，可使西药的用量下降，使西药的失效期向后推延。据统计，目前用于抗高血糖的中成药已有近 40 种，其中绝大多数是纯中药，少数几种是加了降糖西药的，凡加西药者，其说明书中均有标示，如消渴丸。经济条件好者，特别是早期、轻型糖尿病患者应在控食、运动的基础上只服用中药，对于病情较重单用中药不能控制时，再加服西药。值得指出，目前市场上多有推荐自称可以治愈或疗效佳的中成药制剂，患者对此应多方征询，不宜马上信奉，还是慎行为妥。现将用于糖尿病的部分中成药简介如下，仅供挑选参考。

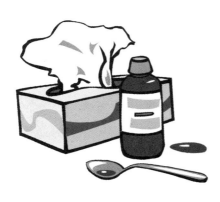

六味地黄丸

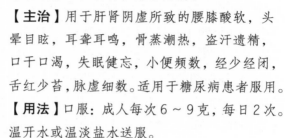

【组成】熟地黄，山茱萸（制），牡丹皮，山药，茯苓，泽泻。

【功效】滋阴补肾，兼益肝脾。

【主治】用于肝肾阴虚所致的腰膝酸软，头晕目眩，耳聋耳鸣，骨蒸潮热，盗汗遗精，口干口渴，失眠健忘，小便频数，经少经闭，舌红少苔，脉虚细数。适用于糖尿病患者服用。

【用法】口服：成人每次6～9克，每日2次。温开水或温淡盐水送服。

【组成】麦冬，五味子，熟地黄，山茱萸，山药等。

【功效】滋肾养肺。

【主治】用于肺肾阴亏，潮热盗汗，咽干咳血，眩晕耳鸣，腰膝酸软，消渴。

【用法】口服，水蜜丸一次6克，小蜜丸一次9克，大蜜丸一次1丸，一日2次。

麦味地黄丸

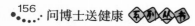

消渴丸

【组成】北芪，生地，花粉，优降糖。

【功效】滋肾养阴，益气生津。具有改善多饮、多尿、多食等临床症状及较好的降低血糖的作用。

【主治】初发的 2 型糖尿病。对轻、中型及稳定型糖尿病也适宜。

【用法】口服。每次 5 粒，每日 2～3 次，饭前 30 分钟服用。逐步递增至每次 10 粒，至出现疗效时，可逐渐减少至每日 2 次的维持量。

特别提醒

　　消渴丸是目前应用较多的药物，而且疗效比较理想。但有的人误认为消渴丸是中药制剂，而随意加大剂量，以致引起低血糖。因为消渴丸是由黄芪、地黄、天花粉以及格列苯脲（优降糖）组成。前 3 种中药成分在治疗糖尿病时起辅助作用，真正能把血糖降下来的是优降糖（10 粒消渴丸就相当于 1 片优降糖）。优降糖有许多副作用，过量会引起低血糖反应。肾功能不全及肝炎患者不可用，此时使用消渴丸会加重原有病情。对于轻度 2 型糖尿病的老年人，消渴丸不做首选药。如果老年人一次多吃 5～10 粒消渴丸，就有可能导致低血糖昏迷。

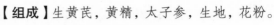

降糖甲丸

【组成】生黄芪，黄精，太子参，生地，花粉。

【功效】益气养阴，生津止渴。

【主治】2型糖尿病。

【用法】口服。每次6片，每日3次，无明显副作用。

参芪降糖胶囊

【组成】人参茎叶，皂苷，黄芪，地黄，枸杞子，茯苓，山药，天花粉，麦冬，五味子，覆盆子，泽泻。

【功效】益气养阴，滋脾补肾。

【主治】消渴症，用于2型糖尿病。

【用法】口服，用量见说明书。有中医实热症者禁用，待实热症退后可服用。

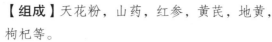

糖尿乐胶囊

【组成】天花粉，山药，红参，黄芪，地黄，枸杞等。

【功效】滋阴补肾，益气润肺，和胃生津，调节代谢机能。

【主治】用于消渴症引起的多食，多饮，多尿，四肢无力等症，降低血糖、尿糖。

【用法】口服，一次3～4粒，一日3次。

【组成】葛根，天花粉，麦冬，地黄，五味子，甘草等。

【功效】养阴生津，止渴除烦，益气中和。

【主治】用于治疗因胰岛功能减退而引起的物质代谢及碳水化合物代谢紊乱，血糖升高者。

【用法】口服。成人6克/次，4次/日。7岁以下儿童3克。

玉泉丸

金芪降糖片

【组成】黄连，黄芪，金银花等药组成。

【功效】清热益气。主治气虚内热消渴病，症见口渴喜饮，易饥多食，气短乏力等。

【主治】用于轻中型2型糖尿病。

【用法】口服。每次7～10片，一日3次。

【组成】枸杞子，侧柏叶，黄芪等。

【功效】较强的降糖、降脂作用。

【主治】防治糖尿病并发的心血管疾病。

【用法】口服。每次4～5粒，每日2次，忌油腻、辛辣、烈酒，有胃病者可饭后服用。

糖脂消胶囊

【组成】天门冬，人参，茯苓，麦冬，熟地，生地，菟丝子，菊花，草决明，杏仁，干山药，枸杞子，牛膝，五味子，蒺藜，石斛，苁蓉，川芎，炙甘草，枳壳，青葙子，防风，乌犀角，羚羊角，黄连。

【功效】滋补肝肾，养肝平肝明目。

【主治】对糖尿病视网膜病变及糖尿病性白内障早期有一定疗效。

【用法】口服。每次1丸，每日2次，口服。

糖尿病患者阳痿治疗宜忌

糖尿病是男性性功能障碍的直接致病因素之一。有关资料显示，勃起功能障碍是糖尿病的常见并发症之一。在所有的男性糖尿病患者中，勃起功能障碍的发生率可达25%~75%。糖尿病患者病程越长，年龄越大，发生勃起功能障碍的比例越高。那么，为什么糖尿病能引起男性勃起功能障碍呢？

这是因为糖尿病时间久了，会影响到阴茎组织的一些受体，使阴茎的血液循环受到影响，阴茎便不能够充血，不能够充分的勃起。糖尿病还可以引起神经系统的改变。阴茎的勃起、射精过程受神经的支配，如果神经营养不良，自然就对勃起有影响，对射精也会有影响，导致性功能障碍。所以由糖尿病引起的中老年性功能障碍，在调养和治疗方面皆不能完全等同于普通的性功能障碍。

宜综合调理

临床上治疗糖尿病患者性欲减退和阳痿，主要从4个方面考虑：一是调理情志。90%感情严重压抑的男人患有完全性阳痿。糖尿病患者精神压力往往是阳痿发生的首要原因。二是要将血糖控制在理想水平。三要保护血管神经，积极预防并发症。糖尿病阳痿65%因为神经病变，70%因为动脉硬化。单纯血管病占38%，单纯植物神经病变占23%，血管病变加神经病变占35%。四是避免使用一些可能导致或加重阳痿的药物。

宜先查病因

有些糖尿病性阳痿患者多认为本病很难治愈，或因害羞而置之不理，出现延误治疗等情况。目前对糖尿病引起的器质性阳痿，如糖尿病性神经病变、血管病变及内分泌激素紊乱所引起的阳痿，的确尚无法治愈。但是，有许多患者是由其他因素导致的阳痿，如心理因素，常常可以治愈；若阳痿系所用有关药物诱发，则减少剂量或停用该药

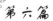

后，常能恢复其性功能；对那些血糖控制一直很理想，但在病程早期就出现阳痿的患者来说，阳痿治愈的概率较小。但是不论患者的阳痿是出现在病程的早期还是出现在发现糖尿病后数年，针对病因采取治疗，常有一定的疗效。

忌滥服药物

有些患者认为中药壮阳补肾，能治好阳痿，于是就毫无禁忌地大量长期服用，其结果不但未治愈，反而出现一些阴虚火旺的其他疾病。这是因为中医治病需要辨证论治，首先要分辨出阳痿的阴阳虚实，然后分证治之。糖尿病的病理基础本来就是以阴虚为主，治疗应以滋阴降火为宜，如果长期大量服用壮阳补肾等温燥之品，就等于火上浇油，会出现诸多温燥的症状。还有些患者急于求成，到处求医，服用所谓的"偏方""秘方"及"验方"等，结果病情不但没有减轻，反而加重了。医学家们发现，能诱发阳痿的药物至少有40多种，如利血平、阿托品、速尿等。虽然这些药物不会使每位使用者都发生阳痿，但是对于性功能减退者来说，就应该慎用。因此，阳痿患者一定要在医生指导下用药，切忌滥服药。

糖尿病患者针灸宜谨慎

医学专家提醒：重度糖尿病患者要慎用针灸。这是因为糖尿病患者由于糖代谢的紊乱，糖尿病患者皮肤表面的菌群平衡失调，使潜在的致病性菌快速生长，针刺容易引发皮肤的感染性疾病。另一方面，代谢紊乱又使得糖尿病患者的免疫功能下降，在无创伤的情况下，都容易出现疖、痈等感染性皮肤病。而针刺所带来的皮肤创伤，会大大增加感染的机会。如果针刺时再消毒不严，感染就更容易出现。另外，一些糖尿病患者并发有周围神经病变，皮肤的感觉较为迟钝。这种情况下，如果用灸法进行治疗，很容易引起烧烫伤。所以说，重度糖尿病患者最好不要用针灸进行治疗。如果一定要采取这种方法，则要到消毒严格的正规医院的针灸科，找有经验的医生进行治疗。医生会根据患者的血糖等情况，考虑安全的治疗方案。

糖尿病患者按摩降糖宜忌

患者可以用手按摩、刺激体表一定的腧穴，通过经络传导调节胰岛素和肾上腺素的分泌功能，提高葡萄糖的利用率，从而降低血糖值，达到辅助治疗糖尿病的目的。糖尿病患者通过自我按摩，可起到增强心脏功能，扩张冠状动脉，增加血流量，促进血氧和营养物质的吸收，使心脏得到充分的营养，防止血管栓塞等作用；自我按摩还可调节神经功能，改善大脑皮质的兴奋和抑制过程，解除大脑的紧张和疲劳；自我按摩可加速血液循环，促使新陈代谢旺盛，改善肺活量，提高人体的自身免疫功能，从而减少糖尿病并发症的发生。按摩疗法容易掌握，便于操作，不受时间、地点的限制，安全、无副作用，适宜于不同性别、年龄的糖尿病患者。

 宜按摩肾区

清晨起床后及临睡前，取坐位，两足下垂，宽衣松带，腰部挺直，以两手掌置于腰部肾俞穴（第二腰椎棘突下旁开 1 寸半），上下加压摩擦肾区各 40 次，再采用顺旋转、逆旋转摩擦各 40 次。以局部感到有温热感为佳。

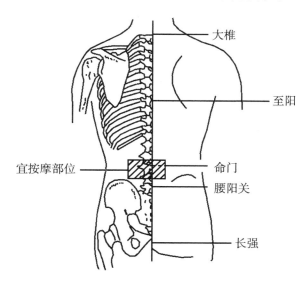

大椎

至阳

宜按摩部位

命门

腰阳关

长强

糖尿病科学调养宜与忌

宜按摩腹部

摩腹可助消化，有开胃健脾之功，可随时随地来做。摩腹方法简单，好学易记，疗效显著。无病可以健身，有病可以治病，学习日常一些按摩养生法，对于糖尿病患者保健大有益处。

患者取仰卧位，双膝曲。清晨起床后及临睡前，双手叠掌，将掌心置于中腹部，以脐为中心，手掌绕脐顺时针按摩 40 圈，再逆时针按摩 40 圈。按摩的范围由小到大，由内向外，可上至肋弓，下至耻骨联合。按摩的力量，由轻到重，以患者能耐受、自我感觉舒适为宜。

宜按摩上肢

按摩部位以大肠经、心经为主，手法以直线做上下或

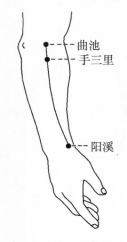 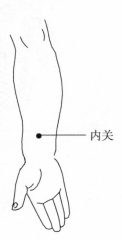

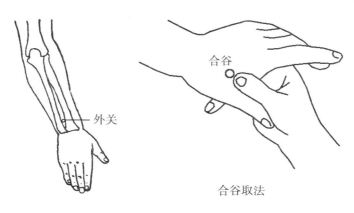

合谷取法

来回擦法为主，可在手三里（肘部横纹中点下 2 寸处）、外关（腕背横纹上 2 寸，桡骨与尺骨之间）、内关（腕横纹上 2 寸，掌长肌腱与桡侧腕屈肌腹之间）、合谷（手背，第一、二掌骨之间，约平第二掌骨中点处）等穴位上各按压、揉动 3 分钟。

🌳 宜按摩下肢

按摩部位以脾经、肾经为主，手法以直线做上下或来回擦法为主，可在足三里（外膝眼下 3 寸，胫骨前嵴外 1 横指处）、阳陵泉（腓骨小头前下方凹陷中）、阴陵泉（胫骨内侧髁下缘凹陷中）、三阴交（内踝高点上 3 寸，胫骨内侧面后缘）等穴位上各按压、揉动 3 分钟。

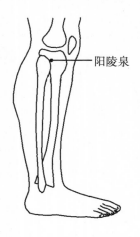

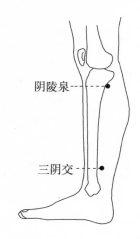

宜按摩劳宫穴

该穴定位于第二、三掌骨之间，握拳，中指尖下。按摩手法采用按压、揉擦等方法，左右手交叉进行，每穴各操作 10 分钟，每天 2~3 次，不受时间、地点限制。也可借助小木棒、笔套等钝性的物体进行按摩。

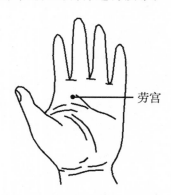

宜按摩足心

搓足心又称为擦涌泉。涌泉是前足心的穴位（在脚底前三分之一处）。中医认为常擦足心能固肾暖足，具有滋肾水、降虚火、镇静安神等作用，可防治眩晕、耳鸣、足部酸痛、麻木浮肿及下肢挛痛等症。具体做法是：先泡洗双脚，再用右手握住右脚趾，用左手摩擦右脚的涌泉及附近的足心，直到足心发热为止。再将足趾略略转动，然后放开双脚向上、向后尽量翘起足趾，再收缩足趾，像这样反复按摩、翘数 10 次。右脚做过之后，换做左脚，方法如前。也可对涌泉穴采用按压、揉擦等方法，左右手交叉进行，左右穴各操作 10 分钟，每天早晚各 1 次。

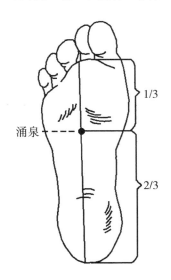

涌泉　1/3　2/3

糖尿病患者的敷脐降糖方

中医脐疗法是中医外治法的重要组成部分。脐疗是根据中医理论，选用适当药物，制成一定剂型填敷脐中，在脐部进行物理刺激以达到治疗疾病的一种方法。它是通过经络的联络作用，内达脏腑，调节人体的阴阳之平衡，以达到治疗疾病的目的。神阙穴又称"脐中""气舍""下丹田""命蒂"。脐是胚胎发育时期腹壁的最晚闭合处，是腹前壁薄弱区。神阙穴具有温阳救逆、利水固脱的功用，临床常用于治疗糖尿病。

【药物】石膏5克，知母2克，生地、党参各0.6克，炙甘草1克，玄参5克，天花粉0.2克，黄连0.3克。粳米少许。

【功效】用于糖尿病有一定疗效。

【用法】经提炼制成粉剂，放阴凉处保存备用。每次取药粉250毫克，加盐酸二甲双胍40毫克，混匀，敷脐，盖以药棉，胶布固定，每5~7天换药1次，每6次为1疗程。

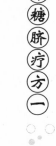

降糖脐疗方一

 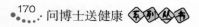

降糖脐疗方二

【药物】为金匮肾气丸方剂，由肉桂、附子、熟地黄、山药、山茱萸、牡丹皮、茯苓、泽泻组成。

【功效】温肾补阳，辨证用于肾阳虚证糖尿病患者有一定的降糖效果。药理实验表明金匮肾气丸中的山茱萸具有降糖作用。

【用法】金匮肾气丸水调为膏贴敷于脐下。

【药物】鲜苎麻根适量（捣烂），经霜棕榈子（以陈者佳，研末）各100克，路边青50克（研末）。

【用法】上药混合，加温开水适量调和成软膏状，用时取药膏5～10克，敷于脐中，每日换药1次。

降糖脐疗方三

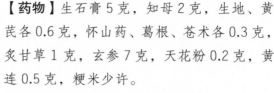

【药物】生石膏5克，知母2克，生地、黄芪各0.6克，怀山药、葛根、苍术各0.3克，炙甘草1克，玄参7克，天花粉0.2克，黄连0.5克，粳米少许。

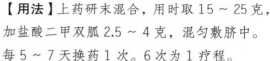

【用法】上药研末混合，用时取15～25克，加盐酸二甲双胍2.5～4克，混匀敷脐中。每5～7天换药1次。6次为1疗程。

糖尿病患者敷脐降糖宜忌

采取仰卧位，充分暴露脐部，用药后外敷纱布或胶布固定。治疗前先用75%的酒精棉球对脐及其周围皮肤进行常规消毒，以免发生感染。脐部皮肤娇嫩，如药物刺激性较强，或隔药灸脐次数较多时，宜在用药或治疗前在脐部涂一层凡士林，儿童尤应注意。凡用炒热、敷热之品敷脐，应放温后再敷。由于脐疗药物吸收较快，故用药开始几天个别患者（尤其用走窜或寒凉药时）会出现腹部不适，一般几天后可自行消失，不必紧张。

糖尿病患者用药后宜用消毒纱布、蜡纸、宽布带盖脐，外以胶布或伤湿止痛膏固封，个别患者会对胶布等过敏，可暂停用药，外涂肤轻松软膏，待脱敏后继用，或用绷带或宽布带束紧固定之。治疗中若出现不良反应，如疼痛、过敏反应、病情加重等，应立即去药。通常用药剂量不宜过大，更不应长期连续用药。

糖尿病患者一般1~2天换药1次。需用药3次以上者，每两次用药之间要间歇3~7小时，每个疗程完成后可休息3~5天。如发生皮肤水泡，用消毒针挑破，外擦甲紫。本法宜在室内进行，注意保暖，操作人员动作要快，以免患者受凉。用药不宜过大，敷药时间不宜过长，最好在医生指导下用药。

蜂胶降糖的作用与使用宜忌

医学观察发现：蜂胶的降糖本领并非纸上谈兵，其远期效果也是非常明显。之所以如此是因为蜂胶具有以下几方面的作用：

（1）保护神经作用　糖尿病可以引起神经系统的损伤，累及到消化、循环、泌尿等系统，而蜂胶具有很强的修复受损神经的作用，更让人放心的是它可以保护完好的神经系统免受伤害。针扎感、痒感是神经系统受侵害的最明显病症，蜂胶对它的作用在 15~20 天内即可见效，针扎感、痒感消失。

（2）修复组织功能 蜂胶具有促进组织修复的作用，可以修复因糖尿病而造成的伤口难愈，具有这种"祛腐生肌"功能的药物极为少见。在诸多并发症中，心脑血管疾病是死亡率最高的，享有"血管清道夫"美誉的蜂胶，可以疏通、清理血管，降脂、降糖，从而可以明显减少冠心病、脑梗死的发生与发展。

（3）减轻临床症状 乏力是糖尿病最常见，且难于消除的并发症之一。用蜂胶治疗一个星期，90％以上的患者都反应乏力减轻。糖尿病眼底病变用蜂胶治疗 2~4 周，就会有所改善。便秘、腹泻者食用蜂胶后多数 2~4 天，症状消失。对于集多种并发症于一身的重症患者，蜂胶可在 2 个月内可使大到下肢坏疽、肾衰，小到乏力、口渴等 16 种症状减轻。

（4）抗病毒的作用 蜂胶的抗病毒作用已经得到科研人员的广泛认同。蜂胶中含有的胰蛋白酶等多种活性酶和抗病毒成分，对恢复胰脏功能的作用是积极的。

（5）双向调节血糖作用 蜂胶中的黄酮类、萜烯类物质，具有促进外源性葡萄糖合成肝糖原和双向调节血糖的作用，能有效调节内分泌，促进糖代谢，刺激胰岛素分泌，降低血糖，缓解症状。蜂胶能活化细胞，促进组织再生，对修复病损的胰岛细胞和组织，作用是肯定的。蜂胶与蜂王浆合用，效果更好。

（6）使用蜂胶宜防过敏　临床应用发现，极少数人对蜂胶过敏，过敏率约为0.3‰。蜂胶过敏基本表现为三种症状：其一，较为严重的过敏，主要表现在皮肤上，局部或全身出现丘疹，并伴随着皮痒；其二，口部过敏，症状是嘴唇肿胀甚至发麻；其三，肠道过敏，下腹部不舒服，出现轻度腹泻。有些人对蜂胶的过敏有一定的潜伏期，使用后5~7天出现过敏，有的甚至1个月左右。出现过敏时，停止食用即可。症状重者，可服用一些抗过敏药。

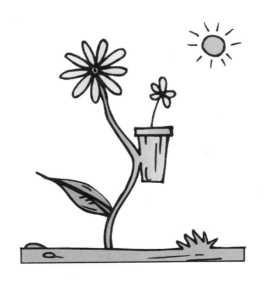